薬剤師のための
医学論文の
読み方・使い方

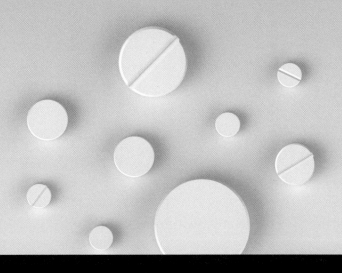

著

名郷　直樹
青島　周一

南江堂

推薦の言葉

　人間が何事かの営為を行い，それを他人に伝えるためには言葉を使うほかはない．「はじめに言葉ありき」という新約聖書の文言は，ある意味で麻薬である．

　我々は，物心ついた時から「ことば」はすでにあったので，「ことば」で指示される確固とした実体があると思いがちだ．これは錯覚なのだが，多くの人はそうは思っていないようなのだ．

　この錯覚は，一般の人ばかりではなく，一部の（もしかしたら大部分の）科学者や医師や薬剤師にも憑依しているらしい．「ことば」が定義できると思っている人は，まず，この錯覚に取りつかれていると思って間違いない．具合が悪くなって病院に行く．多くの病気は医師に診てもらっても，診てもらわなくても，大方はすぐ治るので，病名をつけてもらっても，もらわなくとも気にならないが，なかにはなかなか治らない病気もある．

　いろいろ調べて，医師は病名をつける．すると，患者も医師もその病名で呼ばれる病気が実在すると錯覚することが多い．実在するならば，最適な治療法や薬があるはずだ．患者も医師もそう錯認する．感染症医の岩田健太郎氏に『感染症は実在しない』と題する本があるが，実在しないのは感染症ばかりでなく，実はすべての概念は実在しないのだ．実在するのは概念ではなく現象である．

　苦痛を訴える個々の患者はもちろん現象であるから実在する．医学はそれらの現象の一部をある同一性で括って病名を与える．病名を与えるのは人間であるから，病名は自然のなかに自存するわけではなく，人間の頭のなかにあるに決まっている．だからと言って，病名をつけるのがいけないと言っているわけではない．病名をつけて薬を処方して治れば，何の問題もない．しかし，治らなかったり，余計に具合が悪くなったりすることもある．

　もしかしたら，同じ病名で呼ばれている現象は，将来二つの異なる病名に分類されて，異なる薬が処方されて，治る人が増えるかもしれない．これは医療の進歩であるが，とりあえず現在，同じ病名で呼ばれる現象に対しては，いくつかの標準的な治療法が施されるだろう．すべての人に最善の治療法や薬がない場合は(生活習慣病はまずそうだろう)，何を基準に選択すべきか．選択すべき基準はあらかじめ決まっているわけではなく，個々の事例に即して考える必要がある．すなわち，正しい唯一の治療法や薬があると存在論的に考えるのではなく，患者の状態と目的に即した方法があると認識論的に考えたほうが賢い．

　本書は新時代の薬剤師に向けて，「薬剤の効果に対する認識論的なとらえ方」を実践するための指南書である．製薬会社の宣伝を鵜呑みにしないためには，統計的な手法を理解し，原著論文を読みこなす必要があるが，本書を丁寧に読めば，めきめきと実力がつくはずだ．患者ばかりでなく，医師にも一目置かれる薬剤師を目指す意欲あふれる諸氏に，是非本書を薦めたい．

2017 年 6 月

池田　清彦

はじめに

　薬に効果があるのか．こうした問いは，多くの場合で，その薬に効果があるにせよ，ないにせよ，薬の効果というものが，我々の認識とは独立してこの世界に存在することが前提となっている．例えば，風邪薬には鼻水や咳を緩和する効果がある，というときの「ある」は，効果があると思い込んでいるから「ある」のではなく，薬という化学物質にはそうした力が実際に存在しているという意味での「ある」ではないだろうか．

　しかし，薬の効果というものをあらためて考えてみると，それは手に乗せて，直接観察できるようなものではなく，薬の効果なるものがこの世界のどこかに独立して存在しているわけではないだろう．薬の効果がある，というときの「ある」は，サッカーボールのような仕方で「ある」のではなく，どちらかといえば意味が「ある」とか，目的が「ある」というような，とらえどころのないようなものだといえる．しかし，実際に「薬が効く」という意味について考えるとき，我々はどんな情報を参照して，どんなことに関心を向けて，そこにどんな価値を付与しているのだろうか．

　薬を飲めば，今現在悩まされている身体症状が改善もしくは緩和し，あるいは不健康といわれているような状態から健康といわれているような状態に近づくことができる．そう考えることに疑念の余地は少ない．程度の差はあれ，わが国で承認されている薬剤にはそうした薬の効果が確かにあって，だからこそ医療の現場で治療に用いられるのだという確信を抱いている．

　EBM（evidence-based medicine）とは，科学的根拠に基づく医療などと訳される．しかし，薬の効果を臨床医学論文に記述された情報に基づき，科学的に考察すればするほど，そこに立ち現れるのは非科学的といわざるをえないような曖昧な現象だったりする．

　本書では，臨床医学論文を読むにあたり，最低限必要な知識を整理したうえで，薬の効果に関する常識的な知識は，人の関心に応じて切り分けられた認識に過ぎないという側面を明らかにしていく．本書が薬の効果を考えていくうえで，新たな思考の枠組みを提供することができたら幸いである．

　本書の執筆にあたり南江堂編集部の皆様には大変お世話になった．原稿の執筆に行き詰ったころになると，その空気を読み取ったかのように，さりげなくメールで励ましてくれた，田上靖子さん，本書の構想から完成までご尽力いただいた杉浦伴子さん，また制作を担当していただいた毛利聡さんに深甚の感謝を申し上げる．

2017 年 6 月

青島　周一

目　次

はじめに　　　　　　　　　　　　　　　　　　　　　　　　　青島　周一　***v***

Ⅰ章　医薬品情報提供者のプロフェッショナルとして
名郷　直樹

1. 医療全体の中での薬剤師の役割：調剤室をエビデンスセンターに ……………………… ***2***
2. 医薬品情報を製薬メーカーに依存してよいのか ……………………………………… ***6***

Ⅱ章　知っておきたいキーワード
青島　周一

1. 薬剤効果の概念的側面と事実的側面 ……………………………………………… ***20***
2. 代用のアウトカムと真のアウトカム ……………………………………………… ***22***
3. 背景疑問と前景疑問 ……………………………………………………………… ***24***
4. EBM の 5 つのステップ ………………………………………………………… ***26***
5. 内的妥当性と外的妥当性 ………………………………………………………… ***28***
6. ランダム化比較試験 ……………………………………………………………… ***30***
7. コホート研究 ……………………………………………………………………… ***32***
8. 症例対照研究 ……………………………………………………………………… ***35***
9. メタ分析 …………………………………………………………………………… ***38***
10. 横断研究 ………………………………………………………………………… ***41***
11. その他の研究デザイン …………………………………………………………… ***43***
12. 情報収集戦略 …………………………………………………………………… ***45***
13. 6S アプローチ …………………………………………………………………… ***47***
14. PubMed 検索のコツ …………………………………………………………… ***49***
15. ハザード比，オッズ比 …………………………………………………………… ***52***
16. 平均差，標準化平均差，治療必要数 …………………………………………… ***54***
17. 統計的仮説検定，P 値，有意水準 ……………………………………………… ***56***
18. 統計的推定，95％信頼区間 …………………………………………………… ***59***
19. プラセボ効果，ホーソン効果，ノセボ効果，二重盲検法，PROBE 法 ………… ***62***
20. クロスオーバー，ITT 解析，非劣性試験，マージン …………………………… ***65***
21. αエラー，βエラー，一次アウトカム，二次アウトカム，複合アウトカム ……… ***68***

22. サブグループ解析，ボンフェローニ法 ……………………………… *71*
23. 交絡因子，傾向スコアマッチング ………………………………… *74*
24. 情報が示すものと臨床研究が示す関連 …………………………… *77*

Ⅲ章 「効果がある薬」の実体：
統計学的検討と構造主義科学論的検討
名郷　直樹

A 存在論的に考えるか，認識論的に考えるか ……………………………… *80*
B 統計学的検討の王道，検定推定統計 …………………………………… *81*
C ベイズ統計による検討 …………………………………………………… *81*
D 統計学的検討と認識論的アプローチ …………………………………… *83*
E 構造主義，ソシュールの言語学 ………………………………………… *83*
F 存在論的か，認識論的か ………………………………………………… *84*
G 統計学的検討から構造主義科学論的検討へ …………………………… *85*
H 実体，現象，コトバ，私，そしてそのギャップ ……………………… *86*
I 構造主義科学論からみた検定推定統計，ベイズ統計 ………………… *87*
J 構造主義科学論的検討の一例 …………………………………………… *87*

Ⅳ章 クリニカルクエスチョン
本文解説：青島　周一　コメント：名郷　直樹

1. エゼチミブの有効性はどの程度か？ …………………………………… *92*
2. 心血管疾患に対する低用量アスピリンの一次予防効果は？ ………… *102*
3. 長時間作動型 β_2 刺激薬の長期投与の安全性は？ …………………… *112*
4. DPP-4 阻害薬の有効性はどの程度か？ ………………………………… *121*
5. チオトロピウム吸入製剤の安全性はどの程度か？ …………………… *130*
6. 先発医薬品と後発医薬品の効果は臨床的に同等か？ ………………… *139*
7. ベンゾジアゼピン系薬と認知症に関連はあるのか？ ………………… *148*
8. ピオグリタゾンの膀胱がんリスクは？ ………………………………… *159*
9. 認知症は早期発見するべきか？ ………………………………………… *168*

Ⅴ章 チーム医療：医師との真の連携とは
名郷　直樹

A 連携の現状 ………………………………………………………………… *180*
B 職種間のギャップ ………………………………………………………… *180*
C 職種による2つの立場 …………………………………………………… *180*

D 在宅医療の現場で ……………………………………………………… **181**
E 薬剤師との連携 ……………………………………………………… **182**
F EBM を媒介とした連携 …………………………………………… **182**

おわりに …………………………………………………… 名郷　直樹　**185**

索　引 …………………………………………………………………… **187**

[コラム] 薬の影響という現象とその認識 ………………………… 青島　周一　*42*

I 章

医薬品情報提供者の
プロフェッショナルとして

I章　医薬品情報提供者のプロフェッショナルとして

1 医療全体の中での薬剤師の役割：

調剤室をエビデンスセンターに

1 医師から薬剤師に希望すること

　私は東京都内で開業する一臨床医である．ここでは，医師の立場から薬剤師の役割を考えてみたい．これはあくまでも医師の立場からなので，薬剤師の皆さんにはいろいろ不愉快な点もあるかと思う．「薬剤師は医師から独立した存在で，医師から役割を押し付けられるようでは薬剤師に未来はない」というのも，もっともな意見である．しかし，ここでは医師から独立した薬剤師の役割という重要な側面はいったん忘れていただき，医師との関係性に基づいた役割について取り上げたい．

　ただ，医師といっても，それは私の立場からということでもあり，私自身が医師を代表しているわけでもなく，単に一人の医師の意見としてということに他ならない．少し特殊な意見という側面もあるかもしれない．しかし，EBM の実践ということを基盤に考えたとき，ここで書こうとしていること，つまり私が薬剤師の皆さんに期待することは，「これしかない」ということでもある．それではその「これしかない」という本題に入っていこう．

2 薬局で血糖検査？

　薬局で血糖の検査をという流れがあるが，そういうことを期待しているわけではない．むしろやめてほしいということもある．それは医師の仕事だということもあるが，それだけではない．むしろ医師もそんなことはやらないほうがよいからである．

　糖尿病の早期発見・早期治療というと，無条件にすべきだと思われるかもしれないが，エビデンスは必ずしもそれを支持していない．糖尿病を早期に診断しても患者の寿命には差がないというランダム化比較試験がある[1]．糖尿病患者の寿命は健康な人に比べて 10 年短いといわれており，早期発見により寿命が延びることを期待するわけであるが，そういう研究はないばかりか，むしろ寿命が延びないという研究結果のみがある．

　しかし少し考えれば，この研究結果はきわめて妥当なものに思われる．がん検診ですらがんの死亡率を減らすことができるくらいで，寿命を延ばすという結果を示したものはない．それを考えれば，がんに比べはるかに進行の遅い糖尿病に対し，早期発見・早期治療をしたところで，寿命を延ばすというレベルでの効果は小さいと予想される．

　そうしたエビデンスがありながら，糖尿病の早期発見・早期治療という方向へ行くのが当然という世の中の流れは強固である．その流れに乗って，薬剤師も糖尿病の早期発見・早期治療の中で何かの役割を果たそうというのだろうが，その流れに乗ることではなく，エビデンスを武器に，むしろその流れに対して抗ってほしいというの

が，薬剤師の皆さんに期待するところである．

「こんな治療が世の中のメジャーになっていますが，エビデンスはこうなんです」と，医師に情報を提供することこそ，私が薬剤師の皆さんに期待する「これしかない」という役割である．

3 臨床検査技師や放射線技師との比較において

医師として働く中で，血糖や HbA1c，尿蛋白，さらには肝酵素が知りたいとなれば，自分で測ることも可能だが，臨床検査技師に測ってもらうというのが現実的だし，医師自身が血糖を測る手間は臨床検査技師にお任せして，自分は患者の話を聞いたり，十分な説明をするためにより多くの時間を使ったほうがよいだろう．私自身も，実際にそうしており，血液検査を自分自身で施行するということはない．

胸部 X 線写真が撮りたいとなれば，放射線技師にお願いするというのも同様である．ただ現実は，開業医で放射線技師を雇用している人は少ない．私も自ら X 線写真を撮っている．しかし，本音を言えば自分で撮らないほうが好ましく，任せられる放射線技師を雇うことができれば，その人に任せたほうがよいに決まっている．X 線写真を撮っている時間を，患者の話を聞いたり，説明の時間に回すことができれば，よりよい医療が提供できるだろう．さらには，理学療法士，作業療法士との関係も同様だろう．リハビリテーションの実際的な部分をすべてお願いできれば，医師はそれ以外の仕事に集中できる．

その医師に対する臨床検査技師や放射線技師などとの関係と同様に，医師がこの部分を薬剤師に任せたいという関係が基盤となり，そこでの薬剤師の役割が明確になるとよいのではないか．そしてその役割として，「治療についてのエビデンスの提供」というのが，私が薬剤師の皆さんに期待するところであり，「これしかない」役割として，皆さんに提案したいのである．

4 医師と薬剤師の関係性の微妙さ

しかし，臨床検査技師，放射線技師と医師との関係と，薬剤師と医師との関係を比較したとき，薬剤師と医師との関係は微妙である．検査をやってほしい，X 線写真を撮ってほしいというような，医師側からの薬剤師に対する明確なニーズが現状ではないからである．薬物治療のエビデンスといっても，医師自身が必ずしもそれを必要としていない．本来ならそれなしに診療することなどできないのだが，そうしたエビデンスを知らずに診療するのが普通のこととしてある．多くの医師は薬剤師から薬物治療についてのエビデンスを提供してほしいなどと思っていない．

薬剤師に治療についてのエビデンスを提供してほしいと思うのは，私のような EBM の実践を日々のなりわいとしている医師で，現状では特殊な医師からのニーズに過ぎない．

ただ，副作用の説明という部分は薬剤師の役割として一般に認知されているし，現実に行われていることの1つだろう．しかし，この副作用の説明という部分でも，医師が副作用の説明を薬剤師にすべて任せているかというと，そうではない．現実に医師が副作用の説明を薬剤師に丸投げすると，「医者はそんな副作用がある薬を出した

のか」と患者とのトラブルのネタにもなりかねない．ここでも医師と薬剤師の関係は微妙である．

　現状の副作用に関する情報提供ですら困難な面があるのだから，エビデンスの提供となると，薬剤師側からのエビデンスの提供が医師と薬剤師の関係をこじらせたり，さらには患者を巻き込んでトラブルになったり，ということが避けがたい．そう簡単な問題でないことは明らかである．

5 MR との対比において

　ここまでの状況を考えると，「薬剤師にエビデンスの提供を」と言われても医師や患者ともめるだけではないか，という意見ももっともである．そこで，ここでは製薬メーカーの MR との対比において，もう一度薬剤師の役割を考えてみたい．

　私が薬剤師にお願いしようとしている薬物治療についてのエビデンスは，すでに MR から医師に対して日々大量に提供されている．しかし，その問題点はバルサルタン（商品名ディオバン）の事件にみるように明らかである．製薬メーカーは自社製品に不利になるような情報を流さない．都合のよい情報ばかり流し，場合によってはデータを捏造することもあった．医師が薬物治療についての情報を MR のみに頼っているようでは，今後もバルサルタンのような事件は起こり続けるだろう．

　そこで，MR からの情報のカウンターパートとして，薬剤師からの情報提供があるというのは，医療全体の質を上げるためには，きわめて重要なことのように思われる．ディオバン事件のときも，薬剤師からバルサルタンの論文にはこんな問題がある，別の研究ではこんな結果である，という発信があれば，少しは違う状況になっていたと思われる．

　つまり私はこう言いたいのである．医師自身が治療のエビデンスについてしっかり勉強する時間がない中で，MR からの情報だけの現状から脱却するために，薬剤師から製薬メーカーとは独立して質の高いエビデンスの提供ができれば，医療の大きな枠組み自体を変えることができ，より質の高い医療を提供できるのではないかということである．こんなにやりがいのある仕事は他にないのではないだろうか．

6 DI 室，調剤の現場をエビデンスセンターに

　ここまで書いてきた薬剤師に期待する役割を，最後にもう少し具体的に書いておこう．それは，「DI 室，調剤室をエビデンスセンターに」ということである．

　医師が薬剤師に対して，この治療に関するエビデンスを提供してほしいと依頼する．するとその依頼に応えて，薬剤師が短時間でこんなエビデンスがありますと回答する．DI 室，調剤室がそうした役割を果たすエビデンスセンターになる，そんな状況を夢想している．

　もちろん，ここでは医師の EBM の実践が前提になっている．そこが不十分であればこの役割は絵に描いた餅である．しかし，EBM を実践する医師は確実に増えている．10 年後，20 年後には，それが当然となる日も近いだろう．それもまたあまりにエビデンスのない，楽観的な希望的観測に過ぎないかもしれないが，とにかくそうした未来へ向けて進んでいきたい．

くどいようだが，最後にもう一度繰り返しておこう．EBMを実践する医師が，勉強する時間がないために適切な医療を提供できないストレスを感じており，エビデンスの収集・要約・解釈などについて誰かに委託したいと考えるようになる．そこで薬剤師であるあなたが，医師に対して「そこは私がやります．治療についてのエビデンスの収集や要約，そのさまざまな解釈については私にお任せください」と提案する．そんな役割を薬剤師の皆さんに期待している．

■ 参考文献

1）Simmons RK et al: Screening for type 2 diabetes and population mortality over 10 years (ADDITION-Cambridge): a cluster-randomised controlled trial. Lancet **380**: 1741-1748, 2012 【PMID: 23040422】

I章　医薬品情報提供者のプロフェッショナルとして

2 | 医薬品情報を製薬メーカーに依存してよいのか

1 降圧薬使用の変遷：高血圧の論文捏造事件を例に

　「調剤室をエビデンスセンターに」と書いたが，現状はどうだろうか．自立した情報収集ができている薬剤師はむしろマイナーだろう．既存の情報，特に製薬メーカーからの情報に依存している薬剤師がいまだ多数を占めるのではないか．自立した情報収集や批判的吟味ができず，製薬メーカーからの情報に依存しているといったいどういう危険があるのか，降圧薬についてのエビデンスをたどることで明らかにできる部分がある．

　降圧薬にはさまざまなものがあるが，多くの中からどんな降圧薬がどんなふうに使われてきたのか，全体を大雑把につかみながら，そのうちアンジオテンシン受容体拮抗薬（ARB）の1つ，バルサルタンで起きた論文捏造事件を振り返ることで，製薬メーカーの情報に依存する危険について検討したい．

2 新しい薬が，まず使われる

　降圧薬の歴史は，新しい薬が開発されると，古い薬に取って代わり，すぐさま大量に使われるというのが，変わらない流れである．利尿薬，β遮断薬という以前から使われている降圧薬が，1980年代に新しく発売されたCa拮抗薬，アンジオテンシン変換酵素（ACE）阻害薬に切り替えられ，それがまた1990年代に発売されたARBに切り替えられという具合である．データもそれを裏付けている．ARBがシェアの半分以上，Ca拮抗薬が30％，ACE阻害薬が10％，残りが利尿薬などの古い薬であるが，5％程度にしかならない．

　こうした変化は当たり前に思われるかもしれない．新しい薬では古い薬の欠点が改善され，よりよい薬になっているはずだ，という考えがその背景にある．しかし，よい薬になっているはずというのが，本当によくなっているかを保証しているわけではない．

　降圧薬の歴史において，常に古い薬から新しい薬への変更が行われてきたわけであるが，これは「よい薬を飲みたい」という希望に基づいていただけで，それが本当によい薬であったかどうかは実はわかっていなかった，というのが事実である．それは高血圧の研究の歴史を見てみれば一目瞭然である．

　従来の利尿薬，β遮断薬から新しいCa拮抗薬，ACE阻害薬に切り替えられたのは先ほど述べたように1980年代であるが，1980年代には，新しい薬において，古い薬より脳卒中や心筋梗塞などの合併症予防効果が高いということを示した研究は，まだ発表されていないのである．つまりこの時点では，新しい薬のほうがよいに違いないという予測によって処方が変更されただけで，研究結果は示されていなかったので

6

ある.

　その後，古い薬と新しい薬を直接比較して効果を検討した研究結果は，1990年代になってようやく発表され始めた．さらにその結果は予想に反し，古い薬と新しい薬で合併症予防効果に差はないというものであった．それらの研究結果をまとめたメタ分析の結果でも，合併症の発生率は両群でほぼ同じということが，統計学的に明確に示されている[1].

　しかし，その研究結果はあまり臨床現場には反映されず，効果が同じにもかかわらず，新しく発売された薬価の高い薬が使われ続けた.

3 さらに新しい薬で起きたこと

　1990年代になって，さらに新しい降圧薬であるARBが発売された．そしてここでもまた同じようなことが起きた．新しい薬のほうがよいはずだという希望はこのときも不変である．雪崩を打ってARBが処方され，あっという間に降圧薬のシェアの一位となった.

　ただ，この後に発表された最初の研究結果は，ARBのほうが優れていることを支持するものであった．ELITE Iと呼ばれる研究で1997年に発表された[2].この研究の対象は高血圧ではなく心不全患者であったが，高血圧でも同様の結果が期待された.

　新しい降圧薬であるARBの1つであるロサルタンと，ACE阻害薬カプトプリルを比較して腎機能に関する効果を比較した研究であるが，腎機能に差がなかったものの，ARBで死亡率が低いという結果が示されたのである．この結果は，新しい薬はよいに違いないという希望を，患者に対してというより，高血圧の研究者たちに対して強く印象付けた.

　しかし，この研究はもともと死亡率を検討する目的で行われていなかったので，あらためて死亡率を一次アウトカムとして，ELITE IIという研究が行われ，3年後の2000年に結果が報告された．期待とは裏腹に，新しいARBと古いACE阻害薬で死亡率に差はなく，ELITE Iで示された死亡率の差は偶然であった可能性が高いことが判明した[3].新しい薬がよいに違いないという希望は，ここでも希望に過ぎないことが示されたのである.

　さらにこの後ARBとACE阻害薬を直接比較した研究がいくつも行われたが，いずれの研究でもARBの優位性は示されず，むしろACE阻害薬のほうがよい傾向にあるというものであった[4].

4 降圧薬はどのように選ばれてきたか

　降圧薬は，合併症の予防効果で選ばれてきたのではないということは明らかである．そのような研究結果が出る前から処方は新薬に変えられていたし，その後新しい薬のほうが優れているという研究結果も示されていないことが，それを明確に示している.

　それではいったい何に基づいて降圧薬は選ばれてきたのか．新しい薬のほうがよいに違いないという希望に基づいて処方されてきたと書いてきたが，それもまた1つの仮説である．ただ，少なくとも研究結果に基いて薬剤選択がなされてきたわけではな

Ⅰ章　医薬品情報提供者のプロフェッショナルとして

く，価値観や好みを優先して，社会的な要因で決められてきたのは間違いない．

　そうしたエビデンスに基づかず，社会全体で決められてきた状況を「よりよい薬を求める希望」に基づいているというのが妥当かもしれない．この希望は必ずしも患者の希望ではない．医師の希望であったり，製薬メーカーの希望であったり，研究者の希望であったり，すべてを含むものである．

　そうした幅広い「希望」全体を視野に入れて，これまで「よりよい薬を求める希望」がどのように形成されたものであるか，検討してみたい．

5 バルサルタンの位置づけ

　降圧薬の治療の変遷は，合併症の予防効果にかかわらず，多くの利害関係者の希望に基づいて，新しい降圧薬がどんどん使われてきたというのが実際である．

　そうした大きな流れの中で，2013 年に論文データ捏造という特異な性格を持つ事件が発覚した．この事件は，当時新規降圧薬の 1 つであったバルサルタン（商品名ディオバン）に関する複数の臨床試験において，バルサルタンに有利となるように研究データが捏造され，バルサルタンを服用したグループでは従来薬に比べて合併症の発症が 40％ も少ないという捏造論文の結果が，バルサルタンの販売プロモーションに使われたという事件である，というのが一般的な理解だろうか．その一般的な理解を踏まえたうえで，この事件の詳細を記述したい．

　当時，バルサルタンは「新しい薬はよい薬だという希望」に基づいて，もっとも売りやすい薬の 1 つであった．事実，バルサルタンを販売しているノバルティス社は，クロルタリドン（商品名ハイグロトン）という古い降圧薬（サイアザイド系利尿薬）の販売を中止し，バルサルタンの販売に集中している．このバルサルタンの販売促進の陰で姿を消したクロルタリドンは，降圧薬の中でもっとも明確な合併症予防効果を示した薬の 1 つである．高齢者孤立性収縮期高血圧に対し脳卒中の予防効果を示した最初の研究は，このクロルタリドンを使用した SHEP 研究であるし[5]，Ca 拮抗薬や ACE 阻害薬と同等の効果を示した ALLHAT 研究にも対照薬としてこの薬が使われている[6]．またこの ALLHAT 研究では，当時新しいタイプの降圧薬であった α 遮断薬より，クロルタリドンのほうが心不全の予防効果で優れていることも示されている[7]．

　そんな優れたクロルタリドンであったが，ノバルティス社はこの薬の製造を中止し，合併症予防効果で他の降圧薬に対して何ら優位性が示されていないバルサルタンを売ろうとした．ここには，これまでの降圧薬の使われ方が見事に踏襲されている．薬価でいえば 1 錠 10 円程度のクロルタリドンより，60 円のバルサルタンを売ったほうが，自社の「希望」につながることは明らかである．また，従来薬よりバルサルタンが合併症予防の点で優れるという研究は発売の時点ではない．そのような研究がない中でも，新しい薬がどんどん売れていく．しかし，そこに何か新しいことがあるわけではない．これまでの新しい降圧薬もそのように売られてきたからだ．ただ，このバルサルタンに関しては，論文データの捏造がなされたという点で，これまでとは異なる状況である．

　新しい薬は多くの人の希望に基づいて古い薬よりも売れる．にもかかわらず，論文捏造というようなことがなぜ起きたのだろうか．ノバルティス社がクロルタリドンを売ろうとしたらとても困難なことであったに違いない．しかし現実にはそうではな

く，売りやすい新しい薬を売っただけのことである．この事件の背景はこれまでの文脈のみで説明することはできない．

6 四分割表で

ここで，これまでの状況を四分割表を使って整理してみよう．まず，降圧薬を新しいか否か，合併症予防効果についての研究があるかどうかという2点で分類する（**表1①**）．新しい降圧薬は，発売後しばらく，合併症予防効果についての研究結果がない．つまり四分割表の**c**の部分で使われ続ける．発売後5年もすれば，従来薬と比較した合併症予防効果についての研究が発表されはじめ，時とともに新しい薬で研究もある**a**に分類されるようになる．ただここでは，古い薬と同程度の合併症予防効果があることを示した新しい薬はたくさんあるが，古い薬より優れることを示した薬はほとんど見当たらない．

それに対し，古い薬はクロルタリドンのように合併症予防効果についての研究がある．これは**b**である．**d**は古くて研究がないという薬であるが，これは現在利用されている古い降圧薬で当てはまる薬はない．

さらに，これを処方に際して選ばれやすいかどうかと，合併症予防の2つの軸でみてみる（**表1②**）．選ばれやすさとは，本来なら多くの因子が関連すると思われるが，現実に起きているのは，単に新しい薬が選ばれやすいということである．この2つの四分割表がほとんど同じ意味を持つというところに，降圧薬の使われ方についての最大の問題があり，それは「新しい薬はよい薬だという希望」と整理できる．

選ばれやすく，合併症予防についての研究があるというのは，発売からしばらく時間を経過した新しい薬のグループで**a**である．選ばれやすいが研究がないというのが**c**に属するが，このグループもほとんどが新しい薬のグループである．

また，選ばれにくいが合併症予防の研究があるというのは，大部分は古い薬に属するもので**b**．さらに，選ばれにくく研究もないというのは**d**であるが，ここに属する薬はほとんどない．クロルタリドンより心不全の予防効果が劣るという結果であったα遮断薬は，他の降圧薬よりよいという研究が「ない」という点では，ここに入れるという考え方はあるかもしれない．

もう少し分析を進めてみよう．この選ばれやすさは，現実には新しいかどうかとほとんど同じと書いたが，これは値段に置き換えることもできる（**表1③**）．新しい薬は高く，古い薬は安いからである．**表2**に代表的な降圧薬の薬価を示す．

するとどうなるか．新しく値段の高い薬が選ばれやすく，そのうち合併症予防効果についての研究があるものが**a**，ないものが**c**，古く値段の安い薬が選ばれにくく，

表1 降圧薬の四分割表

①新しい降圧薬

		合併症予防に関する研究	
		+	−
新しい	+	a	c
降圧薬	−	b	d

②選ばれやすさ

		合併症予防に関する研究	
		+	−
選ばれ	+	a	c
やすさ	−	b	d

③薬の値段

		合併症予防に関する研究	
		+	−
薬の値段	+	a	c
	−	b	d

Ⅰ章　医薬品情報提供者のプロフェッショナルとして

表2　代表的な降圧薬の1錠あたりの薬価（2016年4月改定）

	薬剤名（商品名）	薬価（1錠あたり）
利尿薬	フルイトラン 1mg	9.6円
	ナトリックス 1mg	11.4円
β遮断薬	ロプレソール 20mg	13.6円
ACE阻害薬	レニベース 2.5mg	32.4円
Ca拮抗薬	ノルバスク 2.5mg	26.7円
ARB	ディオバン 40mg	53.5円
	イルベタン 50mg	58.8円
	ブロプレス 4mg	65.0円
	ニューロタン 25mg	66.1円

　そのうち研究があるものがb，ないものがdである．ここでは奇妙なことが判明する．選ばれやすい薬は新しいだけでなく，高いのである．つまり高い薬ほど選ばれやすいということである．患者にとっては，ただで手に入るのであればそれでもよいかもしれない．老人医療無料化のような時代ではそれもうなずける．しかし時代はもはやそんな時代ではない．にもかかわらず，高い薬が好まれる，高い薬に希望を見出したがるのはどういうことであろうか．製薬メーカーが高い薬に希望を見出すというのはわかりやすい．しかし高い薬に希望を見出すのは製薬メーカーばかりではない．患者にもそういう傾向がある．これについては私自身思い出す事件がある．

　外来で2人の高血圧患者が何やら話している．お互いの薬と領収書を見せ合いながら，薬の種類と値段を比べあっている．するとそのうちの1人が立ち上がって，受付に近づいていく．そして受付に到着するなりこう言ったのである．

　「私とあの人は高血圧で2種類の薬を飲んでいるのは同じなのに，私は何百円しか払っていないけど，あの人は何千円も払っているというじゃないですか．違いは薬だけですから，私には安い薬が使われているということですよね．私にもちゃんと高い薬を処方していただけませんか」

　高いものはよいはずだ．新しいものがよいはずだ．医療業界に限らず，世の中にはそういう信仰が染みついている．

7 現実をいったん忘れて

　現実に起こっていることを忘れて，単純にどういう薬を選びたいか考えてみよう（表1）．当然真っ先に使いたいのはbに属する薬で，次にaである．そしてcやdは選択肢に入れないほうがよい．それがもっとも合理的な判断だと思われる．しかし現実はそれとは大きく異なっている．cに属するARBが50％のシェア，aに属する古い薬と同等であることが示されたCa拮抗薬やACE阻害薬が45％，bに属する古い薬は高々5％に過ぎない．

　ここで明らかになったのは以下の事実である．

- 新しい薬は，研究成果が出る以前にどんどん使われる
- 古い薬は，研究成果があるにもかかわらずあまり使われない
- 薬の選ばれやすさは新しいかどうかにもっとも関連している

10

2. 医薬品情報を製薬メーカーに依存してよいのか

- 新しい薬は高いので結果として高い薬が選ばれる
- 新しく高い薬がもっとも選ばれやすい
- 研究の有無は選ばれやすさにあまり関係がない

これは異常な事態ではないだろうか. 論文捏造事件の背景として, この現実はきわめて重要である. 研究結果でなく, 新しいかどうか, 値段が高いかどうかで, 降圧薬が選ばれるのである.

新しい薬がいいよね, 高い薬がいいよね. 医者が勧めてくれるのがいいよね. メーカーが宣伝しているのがいいよね. そういう文脈からいったん自由になる必要がある. 自由にならなければ見えてこないものがたくさんある. しかし, 今度はそれで見えてきたものにまたとらわれてしまう.

研究結果は大事である. これまではそれが忘れ去られてきた. しかし, また研究結果だけにとらわれると別の問題が生じる. これから取り上げる論文捏造事件にはそういう部分がある. バルサルタンは, 新しさや値段が高いことで勝負していない. そういう文脈から自由になろうと, 研究結果に基づいて売ろうとしたところで, この事件は起きたのである.

8 後発品としてのバルサルタン

ARBで最初に発売されたのはロサルタン(商品名ニューロタン)である. その後カンデサルタン(商品名ブロプレス)が発売され, バルサルタンは日本では3番目に発売されたARBである.

- ニューロタン　1998年8月
- ブロプレス　　1999年6月
- ディオバン　　2000年11月
- オルメテック　2004年5月
- ミカルディス　2005年1月

新しい薬ほど売れやすいという法則に基づけば, ロサルタンやカンデサルタンより売りやすいはずである. しかしこの法則はここには適用できない. 同じ降圧薬のグループの中では, 発売順は売りやすいかどうかにあまり関係ないのである.

Ca拮抗薬の中でもっとも売れているアムロジピンは, Ca拮抗薬の中ではむしろ後になって発売された薬であることがこの事実を示している.

9 バルサルタンの戦い方

バルサルタンの相手は従来薬ではなかった. 同じグループである他のARBがライバルだったということである. 従来薬をライバルと見定めて, 新しい薬を売るという戦略は同じ新しい薬同士では通用せず, バルサルタンを売り込むためにそれだけでは不十分な状況であったことを, このディオバン論文捏造事件が示している.

そこでバルサルタンを売るためにいったいどんな手法が用いられたのか. それは意外にもこれまでにないようなまっとうな方法であった. これまでの降圧薬の売り方は, 脳卒中や心不全などの合併症の予防効果があるかどうかわからないうちから, さまざまな仮説に基づいて, とにかく前倒して新しい薬を使ってもらおうという方法で

ある．それをここでは，「新しい薬に対する希望」につけ込み薬を使ってもらう手法として明確化した．

それに対して，バルサルタンのプロモーションに使われた方法は，従来の降圧薬とバルサルタンを直接比較して，単に病態生理がどうとか，血圧の下がり具合がどうということではなく，脳卒中や心不全などの合併症についての効果を臨床試験の形で検討し，その結果をもって薬を宣伝しようとしたのである．本来薬の効果はそのように検討されなければならないし，そうした結果を利用して現実の治療方針が決められるべきである．先に四分割表で示されたのは，研究結果がないがしろにされている現実であった．降圧薬の選択が合併症予防効果についての研究結果に基づいてなされてこなかったという問題はきわめて大きい．バルサルタンの論文捏造も重大な事件であるが，これまでの合併症予防に関する研究結果とは全く関係ない情報提供により，新しい薬が散々売られてきた事実は，それよりはるかに大きな問題である．

重要な点なので，もう少し具体的に書いておこう．利尿薬やβ遮断薬という従来薬に対して，Ca拮抗薬やACE阻害薬という新薬が登場したときに，従来薬と新薬を直接比較してどうかというような情報は全く提供されず，メーカーに都合のよい病態生理上の仮説だけがばらまかれ，値段が高いだけで，合併症予防効果は変わらない新しい薬がやたらに売られた．バルサルタンを含むARBもまさにそうした手法で売られた．しかしその部分を指摘する人は少ない．

そうした研究結果に基づかず，高い薬を優先して売るというやり方は変えるべきであった．バルサルタンはその問題点に踏み込んで，海外のデータでなく日本人を対象にしたランダム化比較試験の結果を提供して，薬を売ろうとした．これはある意味，画期的なことである．

ただ，その後現実に起こったことは，論文捏造という意外な結末で，全く別の意味で驚くべきことで，むしろ悲劇的といったほうがよいものであった．

10 バルサルタンの臨床試験は画期的？

バルサルタンと他の降圧薬を比較し，合併症予防に対してどういう効果があるかを検討した，日本人対象の研究は数多くある．千葉大学[8]，東京慈恵会医科大学[9]，京都府立医科大学[10]，名古屋大学[11]，滋賀医科大学[12]が，それぞれ独立して臨床試験を行っている．それぞれの研究は，形式上は医師主導治験という枠組みで，医療用医薬品として承認を取得するためのメーカー主導の臨床試験とは全く違う枠組みで行われたものである．この研究はメーカーから研究費を受け取ることなく，医師主導で獲得された研究費によって，医師自身によって計画され，実施された研究ということになっている．メーカー主導の研究はどうしてもメーカーの意向で結果がゆがめられやすい．そういう影響から独立して，医師が主導して行う臨床試験こそ重要である．これは実にまっとうな流れである．

この医師が主導して行う合併症予防効果を検討した大規模臨床試験は，これまでの日本の高血圧研究において不十分であったものの1つである．こうした研究を行うことなしに新しい降圧薬をどんどん使ってきた歴史を変え，その欠点を是正し，研究結果に基づいて降圧薬を選択するように，バルサルタンにおいて医師主導という形で取り組まれたのは画期的であったとして，これらの動きを総括することもできる．先に

2. 医薬品情報を製薬メーカーに依存してよいのか

「画期的」と書いたのはこういう解釈が可能だからである.

11 臨床試験の現実

　しかし別の視点でみれば，そもそも同時期にこれだけ似たようなバルサルタンの臨床試験が行われたというのは異常な事態である．対象者は，本態性高血圧患者から，高血圧，心不全，心筋梗塞を含む患者全体であったり，コントロールできていない高血圧患者であったり，糖尿病を合併する高血圧，糖尿病腎症を合併する高血圧などさまざまであるが，検討対象薬がバルサルタンであることは共通している．なぜこれだけ多くの研究で，ほぼ同時期にバルサルタンが検討薬として選ばれたのかということについて，偶然とは考えにくい．何か人偽的な働きがあったと考えるのが普通である．

　事実，これらの研究には，ノバルティス社の元社員がその肩書きを伏せて，大阪市立大学の所属（勤務の実体は皆無）としてすべての研究にかかわり，捏造を行っていたというのが明らかになった．さらに，ノバルティス社から直接臨床試験に対して研究費が支払われていたということはないが，奨学寄附金という形で，臨床試験を行った研究者たちに5大学で合わせて11億円以上という多額の研究費が渡っていたことも明らかになった．これでは，単なる一社員がかかわったというより，ノバルティス社そのものが臨床試験にかかわっていたのではないかと疑われても仕方ない．ただこの捏造にノバルティス社自身が組織的に関与していたという事実はいまだ明らかでなく，推測のレベルである．

　その5つのうち，名古屋大学を除く研究でデータ捏造が明らかとなり，4つの論文自体が撤回されている．撤回されたということは，これら4つの研究は現在では存在しない研究ということである．

　ひょっとしたら画期的な取り組みだったかもしれない臨床試験の結末は，医師主導であることも怪しく，研究結果については捏造という最悪の結果であった．

12 捏造の実態

　もっとも露骨な捏造が明らかになったのはKYOTO HEART Study[10]であるが，合併症の有無について，バルサルタンに有利となるようにデータが変えられていた．全体の3,031人のうち合併症の有無のデータを確認したのは223例で，その一部のデータの中で，合併症なしがありと変えられていたのが，バルサルタン群で4例，非バルサルタン群で20例，逆に合併症ありがなしに変えられていたのは，バルサルタン群で9例，非バルサルタン群で1例と，大幅にバルサルタンに有利となる改ざんがなされている．これを反映させると四分割表はこのようになる（表3）．残り85%でも同様の改ざんがなされていたとしたら，むしろバルサルタン群で合併症が多いという結果になってしまう．これは全データを調べるべきだと思われる．

　合併症は研究全体で238例に起きているに過ぎず，全体の約15%を調査した際の数字で34例，14%に改ざんがあったという調査結果は，改ざん率がきわめて高いことを示している．ちょっとデータをいじったというレベルのものではない．

　対照群でイベントが5増え，バルサルタン群で19減っている．つまりこの捏造が

Ⅰ章　医薬品情報提供者のプロフェッショナルとして

表3　バルサルタンの四分割表

①捏造時

		脳卒中などの合併症	
		+	−
バルサルタン	+	83	1,434
	−	155	1,359

②捏造分を元に戻した時

		脳卒中などの合併症	
		+	−
バルサルタン	+	88	1,429
	−	136	1,378

全体の15％で，残りのデータでもこれと同率で捏造がなされたとすると，対照群で増やした分とバルサルタン群で減らしたものの合計が160にも上るというとんでもない結果になる．元のデータはむしろバルサルタン群で合併症が多いというものであったかもしれない．

　いずれにしても，結果は全くのでたらめだったということである．それを疑う余地はない．

13 臨床試験は売り上げ増加につながったか

　捏造が明らかになった論文のうち，東京慈恵会医科大学が発表した Jikei Heart Study[9] は，医学雑誌としてはもっとも権威あるものの1つ，Lancet に掲載された．そしてその論文の日本語訳が作成され，多くの臨床医に配られた．メーカーのパンフレットにも研究結果が引用された．医学系の商業雑誌に，この論文を話題に高血圧学会の有名医師たちが座談会を行い，バルサルタンの優位性を喧伝する記事が数多く掲載された．その内容は，「バルサルタンは従来の降圧薬に比べ脳卒中などの合併症を40％少なくする」というものである．

　この研究が発表されたのは2007年である．もう1つの捏造論文，KYOTO HEART Study もほぼ同様の結果であるが，こちらは2009年の発表である．

　しかし，バルサルタンの売り上げは2000年の発売以後順調に増加し，2005年にはすでに1,000億円を突破している．ピークが2009年の1,400億円で，その後減少し，2012年では1,083億円と2005年のレベルまで減少している．他の降圧薬より有効だという捏造論文の発表が2007年，2009年であることと重ねると，この論文が発表される以前に1,000億円の売り上げを記録し，2009年のピーク後に売り上げが減少していることを考えると，捏造論文が売り上げに与えた影響ははっきりしない．

　Jikei Heart Study が発表された後に売り上げの増加はみられるものの，最初の5年間で1,000億円も売り上げていることからすれば，当初の1年あたり200億円の増加に比べ，2005～2009年にかけての増加は，年あたりにすると100億円程度で，増加率はむしろ鈍化している．KYOTO HEART Study に至っては，とても売り上げ増加に貢献したとは思えない．そうした状況を考えて，この2つの論文の売り上げに対する影響は，それほど大きくはなかったとも解釈できる．

　結局のところ，他の降圧薬より合併症を予防したという研究結果は，残念ながら降圧薬選択の大きな理由にはならず，相変わらず研究結果とは別の理由で売れたに過ぎない．ノバルティス社が売り上げ増加を狙ってこれらの臨床試験を医師主導に見せかけ，奨学寄付金という形で金銭的なバックアップしたとしたのだとすれば，その作戦

は全く当てが外れたというしかない．さらに当てが外れただけではなく，データ捏造が明らかとなって大きな打撃を受け，踏んだり蹴ったりという状況である．

ここで他の ARB がどうかというと，従来の降圧薬より優れているというデータはなく，さらに高い値段にもかかわらず，バルサルタン以上に売り上げを伸ばしているという事実もあり，捏造まで行ってよい結果を出したとしても，販売促進効果は決して大きいものではないことは明らかである．

この論文捏造事件から言えることは，臨床試験の結果に基づいて売ろうというような手法に大きな期待をするのは難しい，ということではないか．ましてや捏造までして効果を大きく見せかけても，それで売り上げが伸びるわけではないという，これまでと変わらない状況が続いていることが明確になっているのではないだろうか．

ディオバン事件の前も後も，合併症予防に関する研究結果にはあまり関連しないという点で，降圧薬の処方薬の選び方は変わっていないのである．ディオバン事件は2つの意味で私を絶望的な気分にさせた．1つは捏造という不正が行われたこと，それともう1つは，研究結果に基づいて処方薬を決めるというような降圧薬の選ばれ方は相変わらずなされていないことである．

14 悲惨な結末

ディオバン事件の結果として，メーカーが研究結果なんて関係ない，営業力だけで売ればいいのだというふうに考えるとしたら，それはもっとも恐ろしい結末である．実際，多くのメーカーで，研究開発費より営業にかけるコストのほうが大きいという事実もあり，すでに現実なのかもしれない．

メーカーが薬の効果を検討した研究を知らせるための努力をしなくても，新しい降圧薬がどんどん売れる社会ができ上がっており，メーカーはすでにその社会に支えられているのが現状である．

そこにあるのは，降圧薬により合併症を予防できるかどうかではなく，どの降圧薬を飲むかという問題である．つまり，降圧薬が有効というのはすでに前提で，その土俵のうえで，どのメーカーのどの降圧薬が使われるかということである．そこに質の高い臨床研究に基づいて効果と値段のバランスが取れた薬が第一に処方されるという常識的な判断は主流ではない．

そこへ少なくとも効果の高い薬をという方向で薬を売ろうとする，ある面まっとうな動きが出てきた．しかしそこで用いられた研究は，現実には捏造データで高い効果を偽装するようなとんでもないものであった．さらに不幸なことには，そうした捏造論文が売り上げに貢献したというはっきりした根拠はなく，捏造という無理をしなくても，通常の営業活動で同様な売り上げが実現されたかもしれないのである．論文結果に基づく薬剤選択をという王道で競合他社との戦いに挑んだメーカーは，そんな無理をしなくても，別の方法で同じくらいの薬を売ることができたというような皮肉な結果である．

もう一度最後にまとめておこう．降圧薬はエビデンスによってではなく，営業力によって売られている．ディオバン事件を振り返ってみえてきたことは，論文データの捏造までしても，他の薬に対して大きなアドバンテージを持って売れたということは

I章　医薬品情報提供者のプロフェッショナルとして

どうやらなさそうだということである．そういう状況を考えると，ディオバン事件は二重に恐ろしい．1つは流布されるデータがメーカーによって捻じ曲げられ，あたかも製薬メーカーとは無関係だと思われるような研究にまで影響を及ぼしていることである．そしてもう1つは，そうしたエビデンスが実は臨床の現場ではあまり使われず，そもそもエビデンスが捏造でなかったとしても大して利用されないということである．

　DI室，調剤室をエビデンスセンターにするためには，個々の医学情報を製薬メーカーなどから独立して吟味する能力があること，さらには情報の吟味ができるだけではなく，それを多くの臨床家のもとに届け，現場で利用してもらうような影響力を持つこと，その2つが必要である．ディオバン事件は，単にメーカーの不正がなくなれば解決するというものでないということは，肝に銘じておきたい．

■ 参考文献

1）Staessen JA et al: Cardiovascular protection and blood pressure reduction: a meta-analysis. Lancet **358**: 1305-1315, 2001. Erratum in: Lancet **359**: 360, 2002【PMID: 11684211】

2）Pitt B et al: Randomised trial of losartan versus captopril in patients over 65 with heart failure (Evaluation of Losartan in the Elderly Study, ELITE). Lancet **349**: 747-752, 1997【PMID: 9074572】

3）Pitt B et al: Effect of losartan compared with captopril on mortality in patients with symptomatic heart failure: randomised trial—the Losartan Heart Failure Survival Study ELITE II. Lancet **355**: 1582-1587【PMID: 10821361】

4）Blood Pressure Lowering Treatment Trialists' Collaboration; Turnbull F et al: Blood pressure-dependent and independent effects of agents that inhibit the renin-angiotensin system. J Hypertens **25**: 951-958, 2007. Erratum in: J Hypertens **25**: 1524, 2007【PMID: 17414657】

5）Prevention of stroke by antihypertensive drug treatment in older persons with isolated systolic hypertension. Final results of the Systolic Hypertension in the Elderly Program (SHEP). SHEP Cooperative Research Group. JAMA **265**: 3255-3264, 1991【PMID: 2046107】

6）ALLHAT Officers and Coordinators for the ALLHAT Collaborative Research Group: The Antihypertensive and Lipid-Lowering Treatment to Prevent Heart Attack Trial. Major outcomes in high-risk hypertensive patients randomized to angiotensin-converting enzyme inhibitor or calcium channel blocker vs diuretic: The Antihypertensive and Lipid-Lowering Treatment to Prevent Heart Attack Trial (ALLHAT). JAMA **288**: 2981-2997, 2002. Erratum in: JAMA **291**: 2196, 2004. JAMA **289**: 178, 2003【PMID: 12479763】

7）Lasagna L: Diuretics vs alpha-blockers for treatment of hypertension: lessons from ALLHAT. Antihypertensive and Lipid-Lowering Treatment to Prevent Heart Attack Trial. JAMA **283**: 2013-2014, 2000【PMID: 10789671】

8）Takano H et al; VART investigators: Effects of valsartan and amlodipine on home blood pressure and cardiovascular events in Japanese hypertensive patients: a subanalysis of the VART. J Hum Hypertens **26**: 656-663, 2012. Epub 2011 Oct 13. Erratum in: J Hum Hypertens **27**: 580, 2013. Retraction in: J Hum Hypertens **29**: 337, 2015【PMID: 21993491】

9）Mochizuki S et al; Jikei Heart Study group: Valsartan in a Japanese population with hypertension and other cardiovascular disease (Jikei Heart Study): a randomised, open-label, blinded endpoint morbidity-mortality study. Lancet **369**: 1431-1439, 2007. Retraction in: Lancet **382**: 843, 2013【PMID: 17467513】

10）Sawada T et al; KYOTO HEART Study Group: Effects of valsartan on morbidity and mortality in uncontrolled hypertensive patients with high cardiovascular risks: KYOTO HEART Study. Eur

Heart J **30**: 2461-2469, 2009. Epub 2009 Aug 31. Retraction in: Eur Heart J **34**: 1023, 2013【**PMID: 19723695**】

11) Muramatsu T et al; NAGOYA HEART Study Investigators: Comparison between valsartan and amlodipine regarding cardiovascular morbidity and mortality in hypertensive patients with glucose intolerance: NAGOYA HEART Study. Hypertension **59**: 580-586, 2012. Epub 2012 Jan 9. Erratum in: Hypertension **66**: e1, 2015【**PMID: 22232134**】

12) Shiga Microalbuminuria Reduction Trial (SMART) Group; Uzu T et al: Reduction of microalbuminuria in patients with type 2 diabetes: the Shiga Microalbuminuria Reduction Trial (SMART). Diabetes Care **30**: 1581-1583, 2007. Epub 2007 Mar 15. Erratum in: Diabetes Care **36**: 4172, 2013. Retraction in: Diabetes Care **37**: 888, 2014【**PMID: 17363751**】

II章

知っておきたい
キーワード

1 薬剤効果の概念的側面と事実的側面

1 理論と現象

　我々のナイーブな感覚によれば，理論は現象（経験的事実）を説明しうると考えられている．例えば，メタンの沸点は約−160℃といわれている．一方で水の沸点は約100℃だ．両者は分子量が同程度にもかかわらず，沸点にはかなり差がある．この沸点の差異は，分子モデルを用いた科学理論で説明することができる（図1）．

　メタン分子は原子の配置が対称的な正四面体構造を有しており無極性分子であるが，水分子は対称的な分子構造を取っていない．水分子は原子間の電気陰性度の差から，酸素原子がマイナスの電荷を，水素原子がプラスの電荷を帯びており，分子全体で極性を帯びている．このような極性が強く働いている分子は，分子同士でお互いにプラスとマイナスの部分で引き合う力を及ぼし合う．これが水素結合である．このように水が同じ程度の分子量を持つ化合物に比べて高い沸点を示すのは，分子間に水素結合を生じることにより分子同士が離れにくくなっているから，と説明できる．

　このような理論を我々は違和感なく受け入れているであろうし，それが沸点の違いという現象を説明する真理だと確信している．しかし，水素結合の存在は経験的に知覚できるであろうか．メタン分子の正四面体構造を手に取り，それをさまざまな角度から実際に眺めることができるだろうか．科学理論における理論対象は，いわば概念であり（受容体やトランスポーターなども該当するだろう）その実在は観察できない．

　しかし，水とメタンの沸点の違いを科学理論によらず説明する方法がある．液体のメタンは，常温ではすでに気体となっている．どこぞの沼の奥底からメタンガスが水面へ向けてゴボゴボと立ち上がってくる様子を想像していただければ幸いである．一方，水は常温で液体のままで，約100℃で気体へ変わる．このような沸点の差異を，肉眼で観察することにより，理論とは独立して経験的に知ることができる．仮に理論の実在に疑問を持ったとしても，経験的に知覚された現象は，我々にとっては疑いようがない．水素結合という概念の実在はどうあれ，水は100℃で沸騰するし，メタンは常温で気体であることに変わりはない．

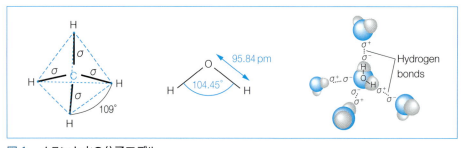

図1　メタンと水の分子モデル

我々は，経験できる世界に生きているのであって，科学理論で説明されるような概念の中に生きているわけではない．我々が飲むのは「水」であって「H_2O」ではないのだ．科学理論により編み上げられた概念とは，端的にいえば我々の認識作業による構成物であり，それは世界のありかたの1つの「可能性」に過ぎない．生物学者の池田清彦氏は『構造主義科学論の冒険』で以下のように述べている．

> 科学理論を信じなければならぬ必然性はどこにもありません．理論は現象を作っているわけではなく，現象を説明しているだけですから，異なる理論が同じ現象をもっとうまく説明するかもしれません．
>
> （『構造主義科学論の冒険』，講談社，p 239，1998）

近代科学の形成過程で理論的概念こそが世界の究極な真理であるという奇妙な転倒が起こったことは非常に興味深い．

2 薬剤効果の概念的側面

DPP-4阻害薬は，インクレチンの分解阻止によりインスリン濃度を上昇させ，血糖値を下げるとされている．これは一見すると薬理学理論が，「血糖値が下がる」というような実際の生物学的現象まで説明しているように思うかもしれない．しかし，当然ながら薬理学理論が血糖値を下げるという現象を生じさせるわけではなく，あくまで薬剤投与で生じうる血糖降下作用という現象を予測する概念である．またこのように考えれば，「2型糖尿病の患者は血糖値が高い，だから血糖値を下げる治療が有効だ」という記述も病態生理学的理論から導出された概念といえよう．このように，薬剤効果に関する記述のうち，薬理学などの理論から構築された概念的な薬剤効果を，本書では「薬剤効果の概念的側面」と呼ぶ．

3 薬剤効果の事実的側面

考えてもみてほしい．ゲリラ豪雨が発生するメカニズムよりも，いつ，どこで，どれくらい雨が降り注ぐのかという現象のほうが，生活するうえでより有用な情報であろう．臨床において大事なのは，血糖値を下げることで，どのくらい糖尿病の合併症が先送りできるのか，そして最終的に健康寿命がどれだけ伸びるのか，そういった実際の生活に即した観点から薬剤効果を考えていくことではないだろうか．つまり，「薬がどのように効くのか」という概念的側面だけではなく，「薬が人の一生にどのような影響を及ぼし得るのか」という実際的な側面も考えていかねばならない．だからといって，科学理論が不要だといっているわけではない．我々はあらゆる現象を経験することはできないからだ．不測の事態に対処するために理論は有効な場合もあり得る．科学理論を用いれば経験的に知覚されていない現象でも高い確率で予測することができるかもしれない．科学理論は現象についての重要な仮説を提起してくれるのだ．とはいえ，現象の認識は，経験的に知覚することで理論とは独立に把握できることは確かである．このように，実際に観察された薬剤効果を「薬剤効果の事実的側面」と呼ぼう．

II章　知っておきたいキーワード

2 | 代用のアウトカムと真のアウトカム

1 代用のアウトカムと真のアウトカム

　薬剤を投与したり，検査や手術などの医療介入が，人にどのような影響を与えてゆくのか，その成り行きをアウトカムと呼ぶ．糖尿病治療においては，薬剤投与により血糖値が下がる，というのもアウトカムの1つだろう．しかし，糖尿病患者は，血糖値を下げるためだけに薬剤を飲み続けるのだろうか．もちろん，血糖値やHbA1cが下がることで，喜びを感じ，生きがいを持てる，という人もいるかもしれない．血糖値が平均的な値よりも高い状態は，漠然とした不安を人にもたらすこともあるだろう．

　ただ，少なくとも血糖値が下がるということだけが重要な問題ではないように思える．「あと10年は健康的な生活を送りたい」，「透析を受けることだけは避けたい」という思いは，その患者にとって，血糖値が下がること以上に重要なことではないだろうか．本来，糖尿病患者にとってみれば，血糖値を下げるということは薬剤を飲み続ける理由の一部でしかないはずだ．

　ここで結論を先取りすれば，薬剤効果の事実的側面を考える際，最優先で考慮すべきは，薬を飲んで患者が幸せになれたか，という事実である．とはいえ，「幸せ」はあくまでも主観的な感情であり，他者の物差しで測れるものではない．したがって，せめて客観的に定量化が可能な死亡のリスクや合併症の発症リスクというような人生における重大な"転帰"を見据えていくことが必要であろう．こういった人生における重大な"転帰"を真のアウトカムと呼ぶ．それに対して，血糖値やHbA1cなど，あくまでも将来的な予後悪化を予測するにとどまるアウトカムを代用のアウトカムと呼ぶ．血糖値に限らず，血圧，中性脂肪の値，コレステロール値などについても，同様のことが言える．死亡や重篤な合併症などの重大な転帰と比較すれば，あくまでも将来リスクを予測するための代用のアウトカムと考えてよいだろう．

　表1は一般的に想定できる真のアウトカムと代用のアウトカムの例である．注意したいのは，表1に示した代用のアウトカムであっても，目の前の患者がその改善に人生最大の幸福を感じるのであれば，その患者にとっては真のアウトカムになり得るということだ．重大な"転帰"とはいうが，その重大性は人それぞれであり，本来

表1　真のアウトカムと代用のアウトカムの例

対象疾患	代用のアウトカム	真のアウトカム
糖尿病	血糖値，HbA1c	合併症，総死亡
高血圧	血圧の値	脳卒中，総死亡
慢性閉塞性肺疾患	呼吸機能	増悪発作，総死亡
がん	腫瘍の大きさ	生存率
禁煙補助療法	禁煙割合	総死亡

表2 厳格血糖コントロールの効果

アウトカム	厳格血糖コントロール	標準血糖コントロール	結果
心血管イベント	352人/5,128人 (6.9%)	371人/5,123人 (7.2%)	10%減少傾向
総死亡	257人/5,128人 (5.0%)	203人/5,123人 (4.0%)	22%増加

(Action to Control Cardiovascular Risk in Diabetes Study Group; Gerstein HC et al: Effects of intensive glucose lowering in type 2 diabetes. N Engl J Med **358**: 2545-2559, 2008【PMID: 18539917】より作成)

は真／代用と明確に区分できるものではなく，個別の検討が必要である．なお，疼痛や身体機能といったような主観的なアウトカムも，その症状の程度を点数化（スコア化）することにより，ある程度は客観的に評価することができる．今現在において患者自身が悩まされている主観的な症状は，多くの場合で真のアウトカムになり得るだろう．しかしながら，客観化された症状スコアの改善が，患者自身の幸福につながっているかどうかについては慎重に考察する必要がある．

2 代用のアウトカム改善が必ずしも真のアウトカムを改善するわけではない

常識的な感覚に従えば，糖尿病治療においてHbA1cを下げれば合併症を予防でき，長生きできると考えられる．糖尿病に限らず，**表1**における代用のアウトカム改善が真のアウトカム改善につながっていると考えることに違和感はないだろう．薬剤効果の事実的側面は臨床研究により検証され，その結果は統計的手法により記述されていくが，本項では2型糖尿病患者を対象とした臨床研究[1]を例に，代用のアウトカム改善が必ずしも真のアウトカムを改善するわけではないことを示す．

この研究は，HbA1cで6.0%未満を目指す厳しい治療をする群（5,128人）と，7.0～7.9%を目指す標準的な治療をする群（5,123人）を比較したものである．研究結果の具体的な解釈については今ここで知る必要はない．大まかに印象をとらえられれば十分である．平均3.5年追跡した結果，厳しい治療を受けた人たちでは，標準的な治療を受けた人たちに比べて，心血管イベントが10%少ない傾向にあるものの，明確には減っておらず，それどころか死亡リスクが22%上昇する可能性が示されている（**表2**）．

「糖尿病では，糖が尿中に出るくらい血糖値が高いのだから，薬物治療で血糖値を下げれば，健常者と同等の健康状態を維持できるはずだ」と思うのは病態生理理論を背景とした概念的側面が身に染み付いているからに他ならない．異常（といわれるような値）を示す血糖値を正常な値へ戻すことで，人は健康に対する不安を解消するのかもしれないが，結局のところ将来的にもたらされる健康寿命の差異はどの程度なのだろうか．1年か，5年か，10年か，いやむしろ半年くらい短くなってしまうのではないか．この研究が示すのは，HbA1cという代用のアウトカム改善が，心血管イベントや総死亡などの真のアウトカム改善につながっていない，という事実の可能性である．

■ 引用文献

1）Action to Control Cardiovascular Risk in Diabetes Study Group; Gerstein HC et al: Effects of intensive glucose lowering in type 2 diabetes. N Engl J Med **358**: 2545-2559, 2008【**PMID: 18539917**】

3 背景疑問と前景疑問

　日常業務で遭遇しうる疑問や問題を，我々はどのように提起し，そしてどのように解決しているのだろうか．本項では臨床で遭遇しうる疑問を背景疑問と前景疑問に分けて解説する．

1 背景疑問と前景疑問

　臨床で遭遇しうる疑問には，まず概念的側面を問う疑問がある．つまり薬がどのように効くのか，というような薬理学理論に関する疑問，あるいは，なぜ糖尿病では血糖値が高くなるのか，というような病態生理学理論に関する疑問などである．このような普遍的な回答が得られる一般知識（理論）に関する疑問を背景疑問と呼ぶ．

　また，臨床では薬を服用することで，いったいどれくらい寿命が延びるであろうか，合併症のリスクをどの程度低下させることができるだろうか，というような事実的側面を問う疑問もあるだろう．治療効果に対する事実的側面は患者個別の現象であり，理論のように普遍的な同一性を有していない．このような普遍的な回答を得られない，患者個別の疑問を前景疑問と呼ぶ．

　一般的には経験年数を経ると，理論背景のような客観的知識は豊かになり，背景疑

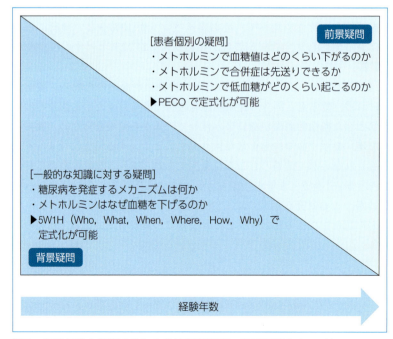

図1　経験年数と疑問全体に占める背景疑問，前景疑問のウエイト

問の占めるウエイトは小さくなるだろう。代わりに前景疑問の占めるウエイトは大きくなると考えられる（図1）。しかし，理論的背景を十分に知っていることと，前景疑問に積極的にかかわっていこうとする態度は別問題である。「血糖値が高い糖尿病では，血糖値を下げる治療をすれば健康的でいられるだろう」という理論的背景をよりどころにしている限り，「血糖値を下げることでどの程度，合併症を先送りでき，どの程度，長生きできるのか」という前景疑問は提起されないだろう。臨床において，背景疑問は疑問全体の一部でしかないのである。何を知っていて，何を知らないのか，そういったことに自覚的になることが前景疑問の提起を可能にさせる。

2 薬剤効果の探究方法

米国の科学者で哲学者のチャールズ・サンダース・パース（1839〜1914年）は，何らかの問いを発することを「疑念」，その問いを解決することを「信念」と定義し，「疑念」から「信念」に到達しようとする努力を「探究」と呼んだ。そしてこの探求には4つの形式があることを示している。すなわち，①固執の方法，②権威の方法，③先天的（先験的）方法，④科学の方法である[1]。

薬剤効果に関する探究というプロセスにおいても，パースの提示した4つの方法論に見事に該当するように思われる。例えば，「薬が効く」という信念に至るまでの探究プロセスは以下のように記述できるだろう。

① 固執の方法：この薬は，僕が効くと思うから効くのだ

② 権威の方法：この薬は，偉い先生が効くと言ったから効くのだ

③ 先天的方法：この薬が効くということが，あらかじめ自然法則により決定されているから効くのだ

④ 科学の方法：この薬は，客観的事実（エビデンス）により実証されているから効くのだ

薬剤効果に関する前景疑問（それは有効性であれ，安全性であれ）を解決するにあたり，我々は問いを立てて，その問いを解決すること，つまりパースの言う探究を行っている。薬剤師として薬のリスク／ベネフィットを探究するその仕方において，より妥当な方法論はどのプロセスだろうか。こう考えたときに，II章5で紹介するEBMの方法論は「"より洗練された"科学の方法」であることがよくわかる。"より洗練された"というのは，EBMは客観的事実のみで信念を固定化するような"単なる"科学的な方法ではないということだが，その詳細についてはII章5，あるいはIV章を参考にしてほしい。

■ 引用文献

1）魚津郁夫：プラグマティズムの思想，筑摩書房，東京，2006
　※原著はパースによる1877年の論文「The Fixation of Belief」http://www.peirce.org/writings/p107.html

4 EBMの5つのステップ

　背景疑問は教科書を参照するなどして解決できるのに対し，前景疑問は一律な答えが求められない患者個別の疑問である．このような難問を解決に導く1つの方法論がEBM（Evidence-based Medicine：根拠に基づく医療）である．

　EBMは以下の5つのステップ[1]を実践することで，臨床で遭遇しうる前景疑問にどう対応していけばよいのか，"分からないということが分かる"ということも含めて，一定の示唆を得ることができる．

1 ステップ1：問題の定式化

　前景疑問を，①どんな患者［Patient］に，②どんな介入［intervention］（もしくは曝露［exposure］）をすると，③何と比べて（比較対照［comparison］），④アウトカム［outcome］はどうなるのかの4つの要素で定式化する．各英単語の頭文字を取ってPICOもしくはPECOと呼ばれる．表1にその1例を示した．このように疑問を定式化することで，問題の明確化や情報収集の効率化を可能にする．

2 ステップ2：問題についての情報収集

　疑問に対する答えを得るための情報，つまりエビデンスを収集する．EBMの実践では，主に臨床医学に関する研究論文をエビデンスとして活用することになる．どんな情報を優先的に参照すべきかについては「Ⅱ章5. 内的妥当性と外的妥当性」で，効率的な情報収集方法については「Ⅱ章14. PubMed検索のコツ」で取り上げる．

3 ステップ3：情報の批判的吟味

　得られた情報は鵜呑みにするのではなく批判的に吟味を行う．「Ⅳ章クリニカルクエスチョン」で具体的に解説する．

表1　メトホルミンに関する前景疑問の定式化

P：どんな患者に	2型糖尿病患者に
E：どんな治療をすると	メトホルミンを投与すると
C：どんな治療に比べて	プラセボを投与した場合に比べて
O：どうなるのか	・血糖値はどのくらい下がるか ・合併症は先送りできるか（減らせるか） ・健康寿命は延ばせるか（死亡は先送りできるか） ・幸せになれるか

4 ステップ4：情報の患者への適用

エビデンスの患者への適用である．ここで大事なのは，必ずしも医学的な正しさが，患者にとっての正しさと同一ではないということである．最終的な臨床判断はエビデンスを踏まえて，患者の想い，患者を取り巻く環境，そして医療者の臨床経験を統合して行う[2]．

5 ステップ5：一連の流れの再評価

付け加えるべきエビデンスはなかったか，その後の患者の状態はどうか，一連の流れ（プロセス）を再評価し，今後に役立てていく．

EBM は，料理のレシピをまとめたクッキングブックのようなマニュアル化された行動指針ではなく，患者個別の問題を取り扱うための行動スタイルである．前景疑問に対して，エビデンスを踏まえたうえで，患者の想いや環境，医療者自身の経験を統合して，現時点で考えられうる最良の意思決定を行うというのが EBM の基本的なスタンスなのだ[3]．

■ 参考文献

1）Straus SE et al: Evidence-based Medicine; How to practice and teach EBM, 4th ed, Churchill Livingstone, London, 2010
2）Haynes RB et al: Physicians' and patients' choices in evidence based practice. BMJ **324**: 1350, 2002 【PMID: 12052789】
3）Sackett DL et al: Evidence based medicine: what it is and what it isn't. BMJ **312**: 71-72, 1996 【PMID: 8555924】

Ⅱ章　知っておきたいキーワード

5 | 内的妥当性と外的妥当性

1 内的妥当性

　　研究結果の妥当性には，大きく内的妥当性と外的妥当性がある．内的妥当性とは，ある医療介入と得られた結果が因果関係にあるかどうか，その確信の程度のことである．「薬剤Aを投与して，体重が20kg減った」という情報において，「薬剤Aが原因となりその結果，体重が20kg減った」という因果関係をどのくらいの確度でいえるのか，その程度を内的妥当性と呼ぶ．

　　よくある健康食品の広告を例に考えてみよう．「このサプリメントを飲みはじめて，体重が60kgから50kgになり，10kgの減量に成功しました！」という情報がある．このサプリメントは，体重減少に効果があるといえるだろうか．このような比較を投与前後比較というが，自然経過やその他の介入の有無が問題となる．サプリメントを飲まなくても体重が減った可能性や，サプリメントを飲みはじめたという意識が生活スタイル改善を促し，結果的に体重が減少したのかもしれない．この場合，体重変化をもたらした原因が，サプリメントによるものなのか，他の要因によるものなのかが決定できず，因果関係と主張できる確度は低くなるといわざるを得ない．投与前後比較による研究結果は内的妥当性が低い情報といえよう．

2 外的妥当性

　　他方，外的妥当性とは，得られた研究の結果がどれくらい一般化可能な情報であるか，その程度のことである．心不全の実験モデルとされている大動脈縮窄マウスを対象とした研究によれば，DPP-4阻害薬のビルダグリプチンを投与した群では，投与しない群に比べて28日後の生存割合が多いという結果になっている[1]．この研究は投与前後比較ではなく，投与あり，投与なしの二群比較である．そのため内的妥当性は決して低くないかもしれない．しかし，マウスの実験結果がはたしてヒトにそのまま妥当するものだろうか．この研究結果をもってして「ヒトに対する有効性として一般化が可能か？」と問われれば，可能とは言い難いものがある．その違和感こそが外的妥当性の低さである．なお，現時点で，ヒトを対象とした臨床試験ではDPP-4阻害薬が心不全予後を改善したとする報告はなく，むしろ心不全の発生リスクを増加させたというような報告すら存在する[2]．

3 臨床上，妥当な情報かどうかを確認するための4項目

　　インターネットの普及で，さまざまな情報が容易に入手できる時代だ．薬剤効果に関する情報もまた例外ではない．一般向けに記載された情報から専門的な情報まで，

また，信頼性に足る情報からいかがわしい情報まで，その内容はさまざまである．このような現状において，いかに妥当な情報を迅速に判断できるか，というスキルはますます重要になるであろう．膨大な情報の中で，効率的にその優先度を見分けるためには，❶介入の効果は何を対象に検討しているか，❷介入の効果を何と比較しているか，❸比較対照は適切に設定されているか，❹検討された効果は意味のあるものか，の４つを確認するとよい．

❶ 介入の効果は何を対象に検討しているか：

これは外的妥当性の評価にかかわる事項である．動物よりもヒトを対象とした臨床試験データを優先的に考慮すべきであろう．また，小児での研究結果が高齢者に当てはまらないように，被験者の背景も重要な要素である．特に被験者が特殊な集団ではないかについて十分に意識する必要がある．後述するランダム化比較試験（RCT）は一般的に内的妥当性に優れると評されるが，研究に積極的に参加したいような治療に関心の高い集団が研究対象となっており，一般的な集団よりも健康意識が高いかもしれない．一方で大規模コホート研究のような観察研究では，より一般的な集団を研究対象としている点で，RCTよりも外的妥当性に優れているかもしれない．

❷ 介入の効果を何と比較しているか：

これは内的妥当性にかかわる事項である．投与前後比較ではなくとも，プラセボとの比較なのか，それとも介入とは別の治療法での比較なのかで結果の解釈は変わってくる．

❸ 比較対照は適切に設定されているか：

内的妥当性を維持するにあたり比較妥当性に優れた対照集団を設定しているかどうかは重要な問題だ．例えば薬剤Aを投与する集団の平均年齢が50歳で，プラセボを投与する集団の平均年齢が80歳であれば，薬剤効果とは無関係にプラセボ群で死亡リスクが高くなるであろう．年齢，性別，生活習慣や合併症，併用薬など，治療介入を行う要素以外の要素がすべて同等の集団を比較しないとフェアな比較ができないのだ．RCTでは，研究対象となる集団をランダムに二群へ振り分けるため，被験者背景が同等な２つの集団を設定できる．つまり比較妥当性に優れた二群間で研究を行えるRCTは，内的妥当性に優れているといえる．一方，観察研究ではランダム化を行わないために，比較する二群間で被験者背景の偏りが生じてしまう．詳細は後述するが，観察研究では統計解析時に背景因子の偏りを調整して結果を算出する．

❹ 検討された効果は意味のあるものか：

これは前景疑問を考えるうえで，どれだけ有用な情報を提供しているか，ということである．内的妥当性，外的妥当性，そのいずれにも優れていたとしても，代用のアウトカムのみしか検討されていないのであれば，実臨床で参照する情報としての価値は高いとはいえないだろう．外的妥当性や内的妥当性がやや低くても，前景疑問により向き合える情報は真のアウトカムを検討している情報ではないだろうか．

■ 引用文献

1）Takahashi A et al: Dipeptidyl-peptidase IV inhibition improves pathophysiology of heart failure and increases survival rate in pressure-overloaded mice. Am J Physiol Heart Circ Physiol **304**: H1361-1369, 2013 【**PMID: 23504176**】

2）Savarese G et al: Cardiovascular effects of dipeptidyl peptidase-4 inhibitors in diabetic patients: A meta-analysis. Int J Cardiol **181**: 239-244, 2015 【**PMID: 25528528**】

II章　知っておきたいキーワード

6 | ランダム化比較試験

　人間を構成する背景要素は実に多様である．年齢，性別，食習慣，身体活動量，居住地域，思想などさまざまな背景要素が，すべて同一である人間はいない．我々を取り巻く背景の多様性は，臨床研究の結果にさまざまな影響を及ぼす．

1 思考実験

　薬物治療などの医療介入（原因）がどの程度アウトカム発症（結果）に寄与しているのか，その因果効果（原因が結果に及ぼす影響の強さ）を示すには，原理的には，ある患者が医療介入を受けた世界と，医療介入を受けなかった世界の差を提示すればよい．因果効果を正確に求めるには，患者の背景要素が介入群と対照群で全く同一であることを要請するからだ．こうした思考実験は，因果効果を記述するうえでほぼ完璧な内的妥当性を担保するが，現実に再現するのは不可能である．なぜなら，1人の患者が医療介入を受けた世界を選択すれば，医療介入を受けなかった世界を生きることはないからだ．

　では，医療介入を受けるタイミングをずらせばどうであろうか．今月医療介入を受けたら，来月は医療介入を受けない，その2つを比較するというわけだ．あるいは，医療介入を受けた日と，過去における同じ介入を受けていない日を比較するということもできるだろう（「II章11. セルフコントロールド・ケースシリーズ研究」参照）．

　しかし，ここにも問題がある．たった1週間という時間のずれであっても，今現在と1週間後における生活様式は必ずしも同じではない．食事内容や睡眠時間，運動量など身の回りのさまざまな要素が変化してしまい，それが少なからず研究結果に影響を与えるであろう．我々はさまざまな要因の影響を受けて生きている．この3日間健康的な生活を心がけていたとしても，親しい友人から飲みに誘われたら，ついつい終電間際まで飲んでしまうのが人ではないか．

2 ランダム化比較試験（randomized controlled trial: RCT）

　RCTは，このような問題をほぼ解決しているように思える．対象が1人では，比較対照データが得られない．2人を比較したとしても，生活習慣などの背景因子が異なってしまい，厳密な因果効果を示すのはほぼ不可能だろう．では，人数を増やしてみてはどうだろうか．十分な症例を集めた集団を対象とすることで，対象を構成する，さまざまな背景要素の平均値を取り扱うことができるようになる．さらにその集団をまったくランダム（つまりでたらめに）に介入群と対照群に分けることで，同時時系列で比較できる，比較妥当性の高い2つの集団を設定することができるようになる．この二群間でアウトカムの発症を比較することにより，医療介入の因果効果を定

30

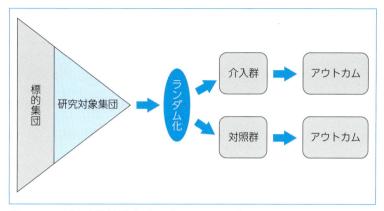

図1 ランダム化比較試験（RCT）のイメージ

表1 ランダム化比較試験（RCT）の限界

倫 理	有害事象を検証するような RCT は倫理的に許容されない．有害事象の検討において RCT の実施は困難なことが多い
コスト	発症頻度がまれなアウトカムに対しては膨大な症例数と追跡期間が必要となり，莫大なコストがかかってしまう
追 跡	ランダム化を保持したまま長期間追跡することはなかなか難しく，長期追跡が必要な予後の検討には RCT の実施が困難なことも多い

量的に示すことが可能となるのだ．

　RCT では，まずは標的となる集団（標的集団）を特定し，そこから研究への参加基準を満たした人たちを被験者（研究対象集団もしくは観察集団とも呼ばれる）として，介入群と対照群にランダムに振り分ける（図1）．こうすることで治療介入以外の背景因子をほぼ均等に振り分けられることになる．両群を一定時間観察し，それぞれのアウトカム発症率を比較することで，介入による因果効果を定量的に示すことが可能となる．

3 ランダム化比較試験の弱点と限界

　RCT は一般的に内的妥当性に優れた研究デザインといえるが，得られた結果の外的妥当性には議論の余地がある．研究対象集団は治療に関心があり研究参加に同意をした人たちである．さらに実際の RCT では組み入れ基準や除外基準などが詳細に設定されており，そのすべての基準を満たした人でしか研究に参加できない仕組みになっている．つまり，RCT における研究参加者は一般の人たちに比べるとかなり特殊な集団に偏っているともいえる．重篤な合併症がなく，比較的健常で，健康意識が高く，アドヒアランスもよいような患者が対象となっている点で，得られた結果がそのまま標的集団に一般化することが可能か，という問題が常に付きまとうのだ．また RCT では表1に示したように，研究手法的な限界がある．そのため，特に「害」や「予後」の検討には後述する観察研究が担うことになる．

7 コホート研究

1 介入研究と観察研究

医療介入による治療効果については，ランダム化比較試験（RCT）による検討が望ましいことは前項で解説した．RCT は人為的な介入の効果を検討するので介入研究と呼ばれる．これに対して，介入ではなく，曝露（exposure）として，自然経過の中で，さまざまな因子が人に及ぼす影響を検討する手法を観察研究と呼ぶ．曝露とは，端的に言うと研究対象集団における「特定の状態」といえる．決して何かを浴びるわけではない．曝露の中でも疾病の発症率に影響を与えるものを特に危険因子と呼ぶ．観察研究の代表的なものにコホート研究や症例対照研究があり，本項ではコホート研究について述べる．

2 コホート研究

コホート（cohort）という言葉は，日常ではあまり聞きなれない言葉であろう．cohort には歩兵隊という意味があり，一群となって行動する兵士の集団を意味する古代ローマの言葉が語源となっている．疫学では，共通の因子を持った個人の集合，つまり「一定期間追跡される特定の集団」ととらえておいて大きな誤りはないだろう．そして，コホートに登録されている集団を対象に，曝露因子とアウトカムの関連を一定期間，観察を続け検討する手法をコホート研究と呼ぶ（図1）．

例えば2型糖尿病患者におけるインスリンの使用と発がんリスクについて検討したいとしよう．RCT では2型糖尿病の患者を集めてきて，ランダムにインスリン投与群とプラセボ投与群に分け，がんの発症率を比較することになる．しかし，このような研究デザインは倫理的に許容されにくいことは前項でも述べた通りだ．

コホート研究では健康保険データベースなどを用いて，2型糖尿病という共通の因

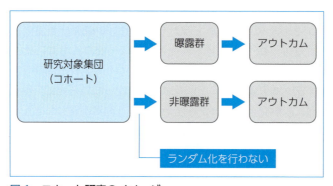

図1　コホート研究のイメージ

子を有する研究対象集団を抽出する．この研究対象集団こそがコホートである．そしてコホートに登録されている人たちの薬剤使用歴を調べ，インスリンを使用している人（曝露群）と，していない人（非曝露群）の二群を設定する．ここでは薬剤の使用有無で二群に分けており，ランダムに二群を設定しているわけではないことが RCT との決定的な違いである．この二群を一定期間，追跡調査し，がんの発症率を比較することになる．インスリンを投与するという医療介入を行うのではなく，コホートに登録されている集団のインスリン使用状況を調べ，インスリン使用者と，インスリン非使用者を対象に，がんの発生状態を比較していることになる．つまり，コホート研究ではインスリン使用は介入ではなく曝露として観察しているのだ．

3 前向きコホート研究と後ろ向きコホート研究

コホート研究はその研究手法により，前向きコホート研究と，後ろ向きコホート研究に分けられる（図2）．前向きコホート研究は「現在」から研究を開始する．そして「未来」に向けて患者を追跡し，曝露群と非曝露群でアウトカムの発生を比較する．一方，後ろ向きコホート研究では研究開始は「過去」である．過去のデータから研究を開始し，「現在」に向けて追跡しながらアウトカムの発生を比較する．追跡の方向は，現在から始めるのか，過去から始めるのか，という違いこそあるものの，常に前向きであるという点には注意したい．

4 前向き研究のデメリット

RCT にしろ，コホート研究にしろ，観察の時間軸は前向きであった．一般に時系列が前向きの研究は因果関係を論じやすいといわれる．なぜなら原因（曝露，介入）

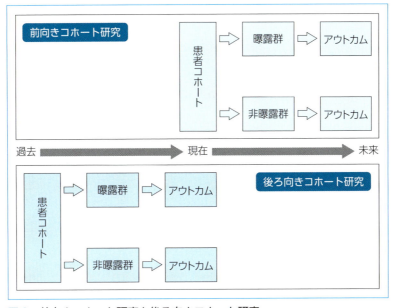

図2　前向きコホート研究と後ろ向きコホート研究

は常に結果（アウトカム発症）に先行しているからだ．結果がまずあって，その数時間後に原因が出現するという何とも奇妙な現象はこの世界では起こり得ない．ただ，時系列が前向きの研究は，まれなアウトカム検出には向いていない．発生頻度が極端に少ないアウトカムの検討は，膨大な症例数を集めるか，もしくは長期間の観察を行うか，ということになろうが，とにかく時間的・経済的効率は悪いといえる．このようなまれなアウトカムと曝露の関連を，効率的に探索する研究手法の1つが症例対照研究（Ⅱ章8）である．

8 症例対照研究

1 症例対照研究

　症例対照研究とは「症例」と「対照」を比較し，曝露割合を比較する研究である．「症例」とは，研究で検討したい疾患（アウトカム）を発症している人，「対照」とは，検討したい疾患を有していない比較対照群を指す．例えば，インスリン使用と発がんの関連を症例対照研究で検討する場合，がんを発症した「症例」と，がんを発症していない「対照」を集め，症例群と対照群の過去の医療記録などを参照し，インスリンの使用割合を比較する．通常，比較にはオッズ比という相対指標が用いられる（Ⅱ章 15 参照）．

　コホート研究と症例対照研究の違いを図 1 に示す．なお図 1 において後ろ向きコホート研究の場合は，患者コホートが「過去」に，観察時間軸は「現在」に向けて，アウトカムの発症を比較することになる．いずれにせよ，症例対照研究とコホート研究では観察の時間軸が真反対なのだ．

　症例対照研究では，すでにアウトカム（疾患）を発症した人を集めるため，症例がある程度集まれば，適切な対照群を設定した後，すぐにでも解析をはじめることができる．過去のデータを参照するため，長期間の追跡期間も必要ない．

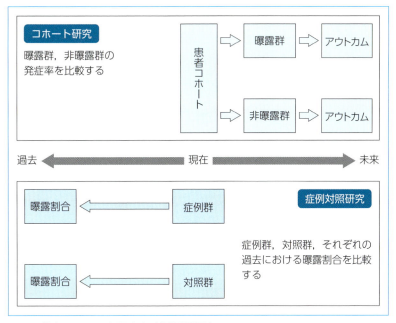

図 1　前向きコホート研究と症例対照研究

2 症例対照研究の欠点

繰り返しになるが，症例対照研究が，コホート研究やランダム化比較試験と決定的に異なる点は，前向き時系列でアウトカムの発症を比較しているのではなく，後ろ向き時系列で曝露割合を比較している点にある．時間やコストの面で非常に優れた研究デザインだが，解析時系列が後ろ向きのため，曝露が疾患を起こしているのか（因果関係），それともその疾患を持つ人にたまたま曝露が多かったのか（逆の因果関係），明確に区別できない点が大きな弱点である．

認知症患者1,796人を症例群に，認知症のない7,184人を対照群に設定し，この二群でベンゾジアゼピン系（BZD）薬の使用割合を比較した症例対照研究[1] が報告されている．この研究では，BZD薬の使用割合は症例群で49.8％，対照群で40.0％であった．両群を単純に比較するとBZD薬の使用で認知症が1.49倍多いという結果になる（図2）．この結果から，BZD薬が認知症を引き起こしていると結論できるであろうか．

実は，この結果だけでは，BZD薬が認知症を引き起こした（因果関係）のか，認知症前駆期の不眠にBZD薬が多く使用されており認知症の発症はBZD薬と関係がない（逆の因果）のか，明確に判別できないのだ．アウトカム発症に曝露が先行しているかどうかが後ろ向き研究ではわからないためである．前向き研究ではアウトカム発症に先行した曝露の有無から研究を開始するため，後ろ向き研究に比べて因果関係を論じやすいといえる．

また症例対照研究では過去にどのくらいの曝露があったか，患者それぞれの記憶に頼らざるを得ない場合，曝露情報の妥当性に問題が生じる．例えば，妊娠中の薬剤使用と流産のリスクの検討をするとしたら，流産をしてしまった症例群で，より過去の薬剤使用に敏感になり，過剰な思い出しを行う傾向にあるかもしれない．これをリ

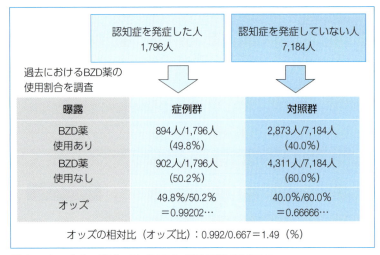

図2　ベンゾジアゼピン系（BZD）薬と認知症リスク
※論文に記載されているオッズ比は交絡補正が行われているため1.43となっている（p53参照）
(Billioti de Gage S et al: Benzodiazepine use and risk of Alzheimer's disease: case-control study. BMJ 349: g5205, 2014【PMID: 25208536】より作成)

コールバイアス（思い出しバイアス）と呼ぶ．このような情報のバイアスを避けるためにも，健康保険データベースなどの診療記録から，曝露歴を調査するなどの方法が用いられることが多い．さらに，対照群に設定される患者背景も一般的な人口集団の特性を反映していることが望ましい．例えば，喫煙と発がんの関連を調査するにあたり，症例群をがんで入院した患者，対照群をがん以外の疾患で入院した患者と設定しても，入院患者と，地域住民のような一般人口との特性には大きな差異があり，喫煙者の割合も異なるであろう．入院患者では，がんの発症にかかわらず，一般人口よりも喫煙や飲酒が多いかもしれない．この場合，入院患者を対照群に設定することにより，症例群と対照群の喫煙傾向が類似してしまい（つまり，結果として示されるオッズ比が1に近くなる），喫煙とがんの関連を過小評価することにつながりかねない．

■ 引用文献

1）Billioti de Gage S et al: Benzodiazepine use and risk of Alzheimer's disease: case-control study. BMJ **349**: g5205, 2014 **【PMID: 25208536】**

II章　知っておきたいキーワード

9 | メタ分析

　単一の臨床研究が示した結果が，薬剤効果の事実的側面を必ずしも完璧に描き出しているわけではない．そこには症例数が不足していたがゆえにあいまいな記述となる可能性や，偶然による誤差の可能性が常に付きまとう．薬剤効果の記述を統計学に依存している限り，このような誤りは常に起こりうるのである（統計的過誤についてはII章21で取り上げる）．本項では複数の臨床研究をまとめて評価することで，薬剤効果の事実的側面をより鮮明に描こうとする研究手法を紹介する．

1 システマティックレビューとメタ分析

　EBMの手法に沿って，複数の研究を網羅的に集め，結果の総合的な評価を行う手法をシステマティックレビュー（systematic review）と呼ぶ．これまでに報告されている同じ臨床課題に対する研究を，システマティック（網羅的）に集め，個々の研究結果だけでは得られない，より深い示唆を得ようとする手法である．また相対危険やハザード比（II章15）など個々の研究結果指標を統計的に統合し，オッズ比などの1つの指標で表す研究手法をメタ分析（meta-analysis）と呼ぶ．"meta"には"より高次の"というような意味があり，メタ分析とはいわば分析の分析，より高次の（メタ的な）分析ととらえておいて大きな誤りはない．

　メタ分析とシステマティックレビューは混同されることも多い印象だが，それぞれ別の研究手法である．システマティックレビューでは網羅的に研究が集められ，個々の研究が批判的に吟味されているかが重視されており，結果の統合は必須の条件ではない．それに対して，結果の定量的な統合を重視しているのがメタ分析である．

　例えば，網羅的な検索の結果，研究A〜Zまでが得られたとしよう．このA〜Zの結果を定性的に評価し，個々の研究では得られない，より深い示唆を得るのがシステマティックレビューである．一方でメタ分析は例えば研究Aと研究Bの2つの研究のみでも可能である．つまり個々の研究結果を用いて，2つ以上の研究を統合解析し，1つの指標（オッズ比など）でまとめ，定量的に評価する手法がメタ分析である．後述するように統合する研究の選び方によって結果が変わってしまうことがあるため，当然ながらシステマティックレビュー＆メタ分析（systematic review and meta-analysis）がもっとも理想的な研究手法といえよう．

　メタ分析のメリットとして，1つの研究では検出力不足で，統計的有意差が出ないなど，あいまいであった結果が，複数の研究の統合解析により，対象症例数が増加して，より検出力が高まるということが挙げられる．しかし，メタ分析も完璧な研究手法ではない．メタ分析には大きく4種類のバイアスが入り込む余地がある．

38

2 メタ分析で注意すべき4つのバイアス

❶ 評価者バイアス

論文を選び，評価する人がもたらすバイアスである．研究者にとって都合のよい論文だけを選びメタ分析すれば，研究者の思惑通りの結果に近しいものが得られてしまうだろう．メタ分析では複数の研究者が独立して文献を評価することで，こうしたバイアスに配慮することが多い．

❷ 出版バイアス

否定的な結果が出た論文は出版されにくい．出版された論文だけを評価していると，統合結果は効果あり，というような肯定的な結果に振れやすいのだ．出版バイアスの評価手法にはファンネルプロット（funnel plot）による検討がある（図1）．横軸が各研究における相対指標の大きさ，縦軸が治療精度（研究規模）を示しており，プロットが左右対称であると出版バイアスが少ないと解釈できる．図1は有害アウトカムを検討したメタ分析論文[1]のファンネルプロットだが，規模の小さい研究においてリスク増加を示した論文が報告されていないことがわかる（図1色枠内）．

❸ 元論文バイアス

当然ながら元論文の妥当性が低ければ，統合結果の妥当性も低くなる．治療効果の検討においてはランダム化比較試験（RCT）のメタ分析であることが望ましい．もちろん個々のRCTの妥当性も結果に影響する．

❹ 異質性バイアス

個々の研究結果があまりにも一貫していない場合，メタ分析すると結果が不明確になる．つまり，「効果あり」＋「効果なし」＝「効果不明」というイメージだ．リン

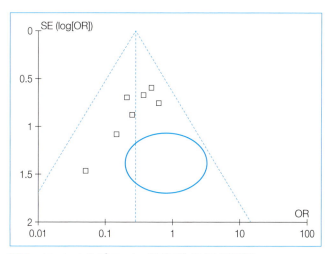

図1 ファンネルプロット（出版バイアスの評価）

（Mo C et al: PPI versus Histamine H_2 Receptor Antagonists for Prevention of Upper Gastrointestinal Injury Associated with Low-Dose Aspirin: Systematic Review and Meta-analysis. PLoS One **10**: e0131558, 2015【PMID: 26147767】, Fig 6より引用）

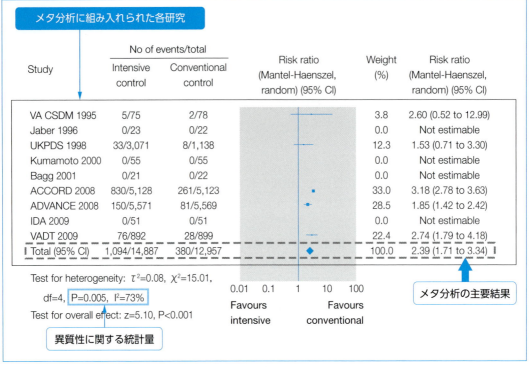

図2 フォレストプロット（メタ分析の結果を示す図）
(Hemmingsen B et al: Intensive glycaemic control for patients with type 2 diabetes: systematic review with meta-analysis and trial sequential analysis of randomised clinical trials. BMJ **343**: d6898, 2011【PMID: 22115901】, Fig 13 より引用)

ゴジュースに醤油を混ぜたらどんな味になるだろうか．筆者はそんな飲み物よりもフルーツミックスジュースのほうが好みである．異質性の評価はメタ分析の主要結果を示すフォレストプロット（ブロボグラム）（図2）[2]を，視覚的にみながら，解析に組み入れられた研究結果の方向性が一致しているか，あるいは異質性検定のP値（Ⅱ章17参照）が0.05より小さくないか，I^2統計量（0〜100％）の大きさをみるなどの方法がある．I^2統計量に関してコクランハンドブック[3]では0〜40％：重要でない異質性，30〜60％：中等度の異質性，50〜90％：大きな異質性，75〜100％：高度の異質性，という4段階の設定をしているが，数値が重なり合っている点に注意したい．どの値から異質性ありとするか，その境界はあいまいなのだ．ちなみに図2では統計学的には異質性は大きいように思えるが，各研究結果の方向性はそれほど大きなばらつきがないようにも思える．

■ 引用文献

1) Mo C et al: PPI versus Histamine H₂ Receptor Antagonists for Prevention of Upper Gastrointestinal Injury Associated with Low-Dose Aspirin: Systematic Review and Meta-analysis. PLoS One **10**: e0131558, 2015【PMID: 26147767】
2) Hemmingsen B et al: Intensive glycaemic control for patients with type 2 diabetes: systematic review with meta-analysis and trial sequential analysis of randomised clinical trials. BMJ **343**: d6898, 2011【PMID: 22115901】
3) Cochrane Handbook for Systematic Reviews of Interventions 2011，Version 5.1.0（http://handbook.cochrane.org/）

10 横断研究

1 横断研究とは

横断研究（cross-sectional study）とは，曝露とアウトカム（疾病など）の関連をある一時点においてのみ実施する調査である．時系列での追跡はなされておらず，あくまでも現時点での調査，いわゆる実態調査である．例えば，過去1年間における医療機関受診頻度とリンゴの摂取状況を調査した横断研究[1]が報告されている．

この研究は米国における国民健康栄養調査（National Health and Nutrition Examination Survey）のデータを用いて，18歳以上の8,399人（平均47.2歳，女性50.9％）を対象に，リンゴを毎日149g（直径が7cmの小さなリンゴに相当）以上摂取している753人と，リンゴの摂取がない7,646人を調査したものである．自己申告に基づいて，過去1年間における医師への受診が1回以下の人，つまり「医者いらず」の人の割合を検討している．その結果，「医者いらず」の割合は毎日リンゴを摂取した人たちでは39.0％，リンゴの摂取がない人たちでは33.9％であった．年齢や性別などの人口統計学的特性や，喫煙，BMIなど，研究結果に影響を与えうる因子を交絡因子（II章23参照）と呼ぶが，これらの因子で調整した結果，両群には明確な差はみられず"毎日のリンゴ摂取で医者いらず"，というようなことは示されなかった．しかしながら，薬の処方についてあらためて解析したところ，リンゴを毎日食べていた人たちで，薬の処方が少ないことが示された．

2 横断研究のデメリットとメリット

横断研究の結果の解釈で注意が必要なのは，得られる結果はアウトカムの存在割合（アウトカムが何らかの疾患であれば有病割合）であり，アウトカムの発生率ではないということである．先ほどの研究でいえば，「リンゴを多く食べる人は薬を処方されない人の割合が多い」ということであって，「リンゴをたくさん食べることが薬の処方を減らす」というような因果関係を示しているわけではない．時間経過の考慮は全くなされていないため，曝露（リンゴの摂取）がアウトカム（薬の処方量）に先行しているかどうかは明らかではないのだ．薬の処方量が少ない比較的健康な人は，果物をバランスよく食べるというような食習慣に配慮しているだけかもしれない．このように横断研究1つのみで因果関係を論じることはきわめて難しいといえる．

しかし，横断研究で得られる有病割合はアウトカムが社会に与えうる負荷の大きさを予測するのに役立つ．例えば，ある地域におけるリウマチの有病割合は，リハビリテーション施設の必要件数を見積もるのに有用な情報といえるだろう．

■ 引用文献

1) Davis MA et al: Association between apple consumption and physician visits: appealing the conventional wisdom that an apple a day keeps the doctor away. JAMA Intern Med **175**: 777-783, 2015【PMID: 25822137】

［コラム］薬の影響という現象とその認識

　プロトンポンプ阻害薬（PPI）では感染症リスク増加が示唆されている．強力な胃酸分泌抑制効果を有する同薬は，同時に消化管内の pH を上昇させ感染防御機構の喪失に寄与するのではないか，というのがその理論的説明である．実際，PPI と感染症リスク増加を報告した疫学的研究は多い．その中でも肺炎発症リスクはわりと有名かもしれない．いくつか論文が存在するが，2015 年にメタ分析が報告されている．図はそのフォレストプロットである．

　リスクは解析全体として 1.49 倍増加することが示されているが，研究間の異質性が大きい．I^2 統計量は 99.2％で，各研究結果を見ても影響不明（リスク低下傾向）なものから，リスク増加を示すものまでさまざまであることが視覚的にみて取れよう．メタ分析における研究結果のばらつき，つまり異質性は，研究ごとの対象患者背景（潜在的な肺炎リスクの高低）や，肺炎の診断基準（アウトカムの検出頻度）にも大きな影響を受けているのだろう．また，それは薬の影響という「現象」に対する認識の相違ともいえる．認識の相違は研究結果の解釈にばらつきをもたらす．図はそのことを鮮やかに示しているとはいえないだろうか．

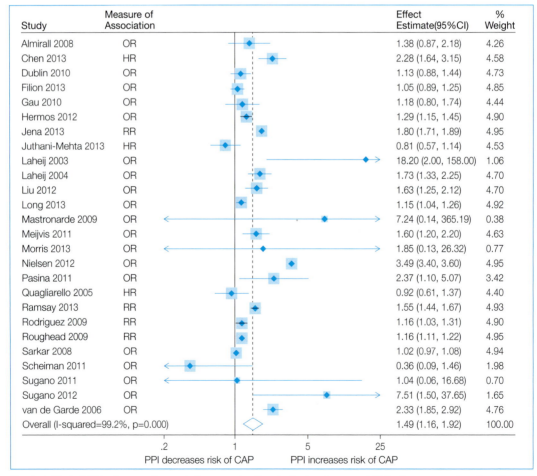

（Lambert AA et al: Risk of community-acquired pneumonia with outpatient proton-pump inhibitor therapy: a systematic review and meta-analysis. PLoS One **10**: e0128004, 2015【PMID: 26042842】. Fig 2 より引用）

11 その他の研究デザイン

1 セルフコントロールド・ケースシリーズ研究

　セルフコントロールド・ケースシリーズ（self-controlled case series：SCCS）とは，同一被験者において，曝露を受けたリスク期間と，それ以外の期間（コントロール期間）を比較し，曝露とアウトカムの関連を検討する手法である．
　具体例を挙げよう．クロピドグレルとオメプラゾールは添付文書上，併用注意となっている．両剤の併用により一部の患者ではクロピドグレル活性代謝物の血中濃度が低下し，作用の減弱が示唆されているためである．オメプラゾールとの併用がもたらすクロピドグレルの薬剤効果低下は，心血管イベント発生にどの程度影響するだろうか，という検討において，SCCS研究では，同一被験者での，クロピドグレルとオメプラゾールを併用していた期間（リスク期間）と，併用していない期間（コントロール期間）を比較し，心血管イベント発症率を比較する．コホート研究や症例対照研究のように，対照群を曝露群や症例群と別に設定するのではなく，同一被験者の異なる時間軸において，曝露と対照を設定する（図1）．

2 ケース・クロスオーバー研究

　ケース・クロスオーバー研究（case-crossover study）はSCCSと類似した研究デザインであり，やはり同一被験者の異なる時間軸で比較する．大きな違いはアウトカム発症率の比較ではなく，曝露割合の比較であるという点だ．
　ケース・クロスオーバー研究では，すでにアウトカムを発症した症例が集められて

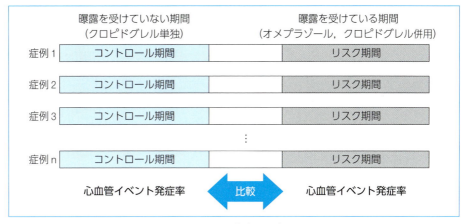

図1　セルフコントロールド・ケースシリーズ（SCCS）

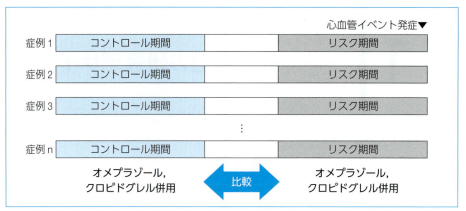

図2　ケース・クロスオーバー研究

くる．症例対照研究における症例群のみのデータを集めてくると思ってもらえればよい．アウトカムを発症した近辺の任意の期間をリスク期間，それ以外の期間をコントロール期間として，2つの期間内に受けた曝露状況を調査し，その割合を比較するのだ．

もう一度クロピドグレルとオメプラゾールの併用による心血管イベントへの影響を例にしよう．ケース・クロスオーバー研究ではすでに心血管イベントを発症した症例を集めてくる．そしてイベント発症近辺の期間をリスク期間，イベントを起こしていない期間をコントロール期間として，両期間でオメプラゾールとクロピドグレルの併用がどれくらいなされていたかどうかを比較する（図2）．

SCCSもケース・クロスオーバー研究もその研究デザインは同一症例が被験者となることから，曝露と対照で患者背景の差異が少なく比較妥当性に優れるというメリットがある．ただし，同一時間軸での比較ではないため，リスク期間とコントロール期間とで，生活環境が異なる可能性など，結果に影響を与えうる個人の行動変化などは考慮できないというデメリットもある．

12 情報収集戦略

1 伝統的な教科書を燃やせ!?

　前景疑問を解決するための情報収集，つまり EBM のステップ 2 において，いわゆる伝統的な教科書を参照することもあるだろう．薬理学なら，『グッドマン・ギルマン薬理書』（筆者は学生時代『NEW 薬理学』で勉強した……ように記憶している），薬物動態学なら，『ウィンターの臨床薬物動態学の基礎』であろうか．

　しかしながら，EBM のバイブル『Evidence-based Medicine; How to practice and teach EBM, 4th ed』[1] には "Burn your traditional text book"，適切な訳かどうか異論もあるかもしれないが，「伝統的な教科書など燃やしてしまえ！」という，なかなか衝撃的な記載がある．「燃やしてしまえ」，とは少し言い過ぎのような気もするが，情報の鮮度という観点からは理解できなくもない．

　システマティックレビュー論文の結論において，更新が必要となるまでの期間はどの程度なのか，生存期間分析という手法で検討した研究が報告されている[2]．100 件のシステマティックレビューを対象に解析したところ，中央値 5.5 年［95%信頼区間 4.6〜7.6］で情報更新の必要性があるという結果であった．また，100 件のうち 23% は 2 年以内に更新の必要性が，15% は 1 年以内に更新の必要性が示されている．さらに 7% においては，レビュー報告時にすでに更新の必要性が示されていたというから，やや驚きかもしれない（とはいえ，この論文報告が 2007 年であることを踏まえれば，この結果自体も更新の必要があるだろう）．

　教科書とシステマティックレビューを情報鮮度の観点から同列に比較することはできないが，少なくとも臨床医学に関する情報の賞味期限は短いといえるだろう．ただ，最新の情報が常に物事の真理を記述しているわけではない．情報が更新されないことの恐ろしさ，あるいは情報が更新されることの大切さは，情報の妥当性とは別問題である．情報は常に暫定的なものであり，そして常に訂正可能性を有するということに自覚的であるべきであろう．

2 原著論文の購読などやめてしまえ!?

　EBM のステップ 2，情報収集においては，最初から原著論文にあたることは推奨されていない．『Evidence-based Medicine;How to practice and teach EBM, 4th ed』[1] には "cancel your full-text journal subscriptions"，つまり「原著論文の購読などやめてしまえ！」とも書かれている．この本は教科書を燃やせだの，原著論文は購読するな，などなかなか過激なことが書いてあるが，もちろん原著論文の購読を推奨しないのには理由がある．

　臨床における行動に，変更を迫るようなインパクトのある論文は 5 大医学雑誌（い

わゆる Big Five．NEJM，Lancet，Annals of Internal Medicine，BMJ，JAMA）の 5
つの総合医学雑誌）おいても 86〜107 文献に 1 文献（約 1 ％）というような頻度であ
り，実用的な情報収集戦略としては，あまりにも効率が悪いというわけだ[1,3]．あく
まで趣味で読む分にはよさそうだが，実践的な情報収集戦略としてはお勧めできない
のは確かだろう．次項 II 章 13 にて実践的な情報収集の仕方を解説する．

■ 引用文献

1）Straus SE et al: Evidence-based Medicine; How to practice and teach EBM, 4th ed, Churchill
Livingstone, London, 2010
2）Shojania KG et al: How quickly do systematic reviews go out of date? A survival analysis. Ann
Intern Med **147**: 224-233, 2007 【**PMID: 17638714**】
3）McKibbon KA et al: What do evidence-based secondary journals tell us about the publication of
clinically important articles in primary healthcare journals? BMC Med **2**: 33, 2004 【**PMID:
15350200**】

13 6S アプローチ

1 6S アプローチ

EBM の実践における情報収集戦略としては，6S アプローチと呼ばれる手法が推奨されている（図1）．この 6S アプローチによれば，原著論文はヒエラルキーの最下層に位置付けられており，最初に当たるべき情報ではないとされている[1,2]．ヒエラルキーの最上層から順にみていこう．

最上位に位置する「Systems」は個々の患者情報にマッチした意思決定支援システムのことである．例えるならば，電子カルテとリンクしている決断支援システムというようなものであるが，現実的にこれが実装されている医療施設はほとんどないだろう．

2番目の「Summaries」は UpToDate や DynaMed などのエビデンスベースの教科書，あるいは診療ガイドラインが該当する．現実的にはこの階層から情報収集にあたることになる．3番目に位置付けられているのが「Synopses of Syntheses」で，これはシステマティックレビューの要約を指す．4番目が「Syntheses」でメタ分析やシステマティックレビューそのものである．そして5番目が「Synopses of Studies」でこれは原著論文の要約を指し，最後の「Studies」，これが原著論文だ．

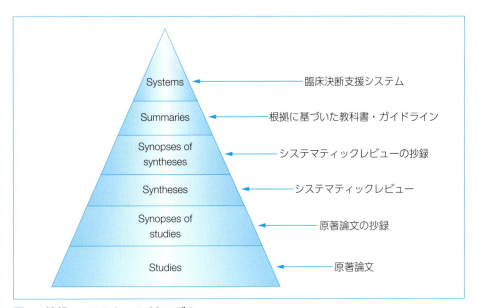

図1 情報ヒエラルキーの 6S モデル
(Straus SE et al: Evidence-based Medicine; How to practice and teach EBM, 4th ed, 2010 より引用)

Ⅱ章　知っておきたいキーワード

2 具体的な情報収集戦略

　臨床決断支援システム（Systems）が実在するかどうかはさておき，一般的な臨床現場ではそんな便利な代物が実装されている環境にはないだろう．現実的には「Summaries」から情報を収集することになる．UpToDate や DynaMed が導入されている施設ではこれらのツールを活用しながら情報収集するとよいだろう．日本語で閲覧可能な Summaries には「今日の臨床サポート」などがある．

- UpToDate［http://www.uptodate.com/ja/home］
  エビデンスに基づいた臨床意思決定支援情報源．臨床レビュー基づき，格付け推奨治療法が記載されている．
- DynaMed［http://www.ebsco.co.jp/medical/dynamed/］
  UpToDate 同様，日常診療におけるエビデンスベースの診療サポートツール．
- 今日の臨床サポート［https://clinicalsup.jp/］
  エビデンスに基づいた疾患情報や治療に関する情報を日本語で提供するサイト．

　それでも情報がうまくみつからない場合，システマティックレビューの要約，システマティックレビュー，原著論文の要約と情報を探していくことになる．エビデンス情報の要約に関して，便利な WEB サイトを以下にまとめる．

- CMEC ジャーナルクラブ　［http://www.cmec.jp/］
  妥当性の高いランダム化比較試験とそのメタ分析を日本語で要約．
- ACP ジャーナルクラブ　［http://www.acpjc.org/］
  米国内科学会による，主要ジャーナルに掲載された質の高いエビデンスの要約．
- 薬剤師の地域医療日誌　［http://blog.livedoor.jp/ebm_info/］
  筆者が気になった論文や実務で活用した論文抄録を翻訳しコメントしたブログ．

■ 引用文献

1）Straus SE et al: Evidence-based Medicine; How to practice and teach EBM, 4th ed, Churchill Livingstone, London, 2010
2）DiCenso A et al: ACP Journal Club. Editorial: Accessing preappraised evidence: fine-tuning the 5S model into a 6S model. Ann Intern Med **151**: JC3-2, JC3-3, 2009 【PMID: 19755349】

14 PubMed 検索のコツ

1 PubMed とは

　PubMed（www.pubmed.gov）とは，米国国立医学図書館（National Library of Medicine: NLM）内にある，国立生物科学情報センター（National Center for Biotechnology Information: NCBI）が作成しているデータベースで，世界の主要な医学系雑誌に掲載された論文を無料で検索することができる画期的なシステムである．現在約 5,700 誌以上に掲載された論文検索が可能となっており，膨大な情報量の中から目的とする医学論文をみつける作業はやや大変かもしれない．しかしながら「Clinical Queries」という機能を使うことで，比較的効率よく論文を検索することが可能となる．

　PubMed のトップ画面は（図 1）のようになっており，上部に検索ボックスがある．通常はここに検索キーワードを入れ，論文検索を行う．トップ画面の半分より下側は大きく 3 つのセクションに分かれており，左から「Using PubMed」（使い方），「PubMed Tools」（ツール），「More Resources」（より多くの情報源）の順で配置されている．中央の「PubMed Tools」の下から 2 つ目に「Clinical Queries」がある．

　「Clinical Queries」とは，主に臨床医学領域における論文検索を想定した検索機能であり，検索ワードと疑問の"Category"カテゴリー（治療：therapy，診断：diagnosis，予後：prognosis，副作用：etiology，臨床予見指針：clinical prediction

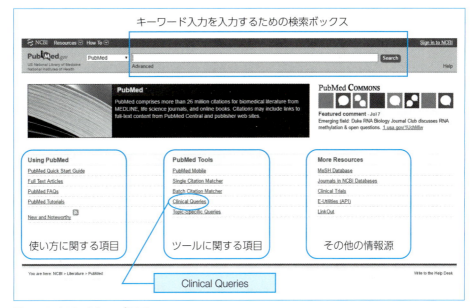

図 1　PubMed トップ画面

guides），そして検索範囲である"Scope"で「narrow：狭く限定的」または「broad：広く高感度」を選択することにより，検索する論文を容易に絞り込むことができる．

2 Clinical Queriesを使ってみる

Clinical Queries（http://www.ncbi.nlm.nih.gov/pubmed/clinical）のトップ画面は図2のようになっている．上部に検索ボックスがあり，検索したい論文のキーワードを入力する．ここでは「ツロブテロールテープ（ホクナリンテープ）の効果はどの程度か」という疑問を解決するために"tulobuterol patch"をキーワードに検索している．検索ボックスの左下にClinical Study Categoriesがある（図2破線内）．ここにはCategoryとScopeがあり，上述したように検索したい論文を目的に合わせて絞り込むことができる．治療効果なのでCategoryはtherapyを選択し，Scopeはnarrowにしたところ15文献が検索された．

検索結果は図2の画面において下半分に表示される．左から原著論文，中央がシステマティックレビューやガイドライン，そして右が遺伝関連文献の検索結果となっている．論文の検索結果は発表年の新しい論文から5文献がこの画面に表示される（図3）．すべての検索結果を閲覧するには，各検索結果の右下部分に表示されている「See all」をクリックすればよい．

論文検索結果画面の左部分にはフィルター機能がついている（図3破線内）．論文の研究デザインやフルテキストで閲覧できるものへの絞り込み，出版年，研究対象（ヒトもしくは動物）などでフィルターをかけることができる．

3 検索結果から論文抄録画面へ

Clinical Queriesによる今回の検索では，ツロブテロールテープに関する原著論文は15件検索された．COPDを有する高齢者を対象にサルメテロール吸入製剤とツロ

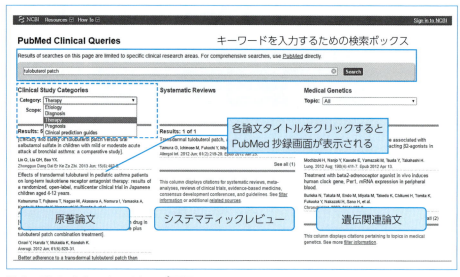

図2　Clinical Queriesのトップ画面

14. PubMed 検索のコツ

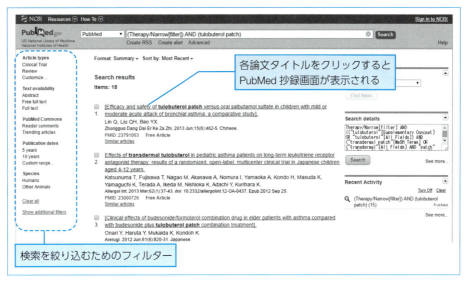

図3　論文検索結果の画面

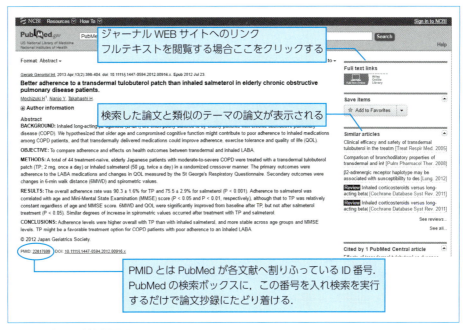

図4　PubMed 抄録画面

ツロブテロールテープのアドヒアランスを比較したランダム化比較試験（**PMID：22817699**：図4）や小児喘息における長期管理の有用性を検討したランダム化比較試験（**PMID：22737706**）など，興味深い論文を見つけることができた．図3で論文タイトルをクリックすると，その論文の PubMed 抄録を表示させることができる（図4）．

また，図4左上にあるジャーナルアイコンはフルテキストへのリンクである．その下の「Similar articles」には類似文献が自動で検索されてくる．関連論文をまとめて検索する際に便利だ．ちなみに PMID（画面左下　丸内）を控えておけば，この番号を図1の検索ボックスに入力するだけで，図4の抄録画面にたどり着ける．

51

Ⅱ章　知っておきたいキーワード

15 | ハザード比, オッズ比

　臨床研究の結果は，統計学的手法を用いてさまざまな指標で定量化されるが，本項では相対指標について述べる．相対指標は，一般的には相対危険（relative risk: RR）と呼ばれ，研究デザインや解析手法によりハザード比，オッズ比，罹患率比などさまざまな名称が用いられる．しかし端的にいえば「比（Ratio）」であり，それ以上でもそれ以下でもない．

1 ハザード比（hazard ratio）

　ランダム化比較試験（RCT）やコホート研究では，介入／曝露群と比較対照群，両群のアウトカム発症率を求めることができ，それぞれの発症率を比で評価できる．図1は2型糖尿病患者を対象にアスピリン投与群とアスピリン非投与群を比較し，心血管イベント発症を検討したRCT[1]の結果である．青枠で囲んだ部分の0.94，これが相対指標である．

　この研究では相対指標にハザード比（hazard ratio）が用いられている．ハザード比とは追跡期間を考慮したアウトカム発症率の比と考えてよいだろう．時間経過とともにリスクが変動する際に用いられる．しかし，くどいようだが，「比」という解釈で問題ない．アスピリン群でのイベント発症率が2.77％，非アスピリン群では2.96％である．この比をとると2.77/2.96＝0.9358≒0.94と近似できる．これは，アスピリンを投与しないときの心血管イベント発症を「1」とすると，アスピリンを投与することにより「0.94」となることを示している．つまり6％（1－0.94＝0.06＝6％）リスクが低下した，と解釈することができる．

| End Point | Aspirin (n＝7,220) | | No Aspirin (n＝7,244) | | Hazard Ratio (95%CI) |
	No. of Events	Event Rate Over 5 Years,% (95%CI)	No. of Events	Event Rate Over 5 Years,% (95%CI)	
Primary end point	193	2.77 (2.40-3.20)	207	2.96 (2.58-3.40)	0.94 (0.77-1.15)

図 1　ハザード比の例

(Ikeda Y et al: Low-dose aspirin for primary prevention of cardiovascular events in Japanese patients 60 years or older with atherosclerotic risk factors: a randomized clinical trial. JAMA **312**: 2510-2520, 2014 【PMID: 25401325】, Fig 4 より一部引用)

52

	No (%) of cases (n＝1,796)	No (%)of controls (n＝7,184)	Univariable odds ratio (95%CI)	Multivariable odds ratio (95%CI)	
				Model 1	Model 2
Benzodiazepine ever use:					
Non-users	902 (50.2)	4,311 (60.0)	1.00	1.00	1.00
Users	894 (49.8)	2,873 (40.0)	1.52	1.51	1.43
			(1.37 to 1.69)	(1.36 to 1.69)	(1.28 to 1.60)

図2　オッズ比の例

（Billioti de Gage S et al: Benzodiazepine use and risk of Alzheimer's disease: case-control study. BMJ **349**: g5205, 2014 【**PMID: 25208536**】, Table 3 より一部引用）

2 オッズ比（odds ratio）

　　一般的な症例対照研究ではアウトカムの発症率を求めることはできない．そのため曝露割合をオッズ比（odds ratio）などの相対指標で示す．図2はベンゾジアゼピン系（BZD）薬の使用の有無と認知症リスクの関連を検討した症例対照研究論文[2]の結果である．青枠で囲んだ1.43，これが相対指標でありオッズ比で示されている．当然ながら解釈は「比」でかまわない．この場合 BZD 薬の使用で認知症リスクが1.43倍増えると解釈して大きな誤りはない．

　　症例対照研究におけるオッズとは曝露を受けた人と曝露を受けていない人の比であり，症例，対照でそれぞれオッズ（曝露オッズ）を算出し，その比を計算することでオッズ比が算出できる．

- 認知症がある人における BZD 薬使用のオッズ：49.8/50.2＝0.992
- 認知症がない人における BZD 薬使用のオッズ：40.0/60.0＝0.66……

　オッズ比は 0.992/0.66……＝1.49 と求められる．

　※実際は交絡を考慮し統計的に補正をしているので1.43となっている（Ⅱ章8，p36 の図2も参照）．

■ 引用文献

1）Ikeda Y et al: Low-dose aspirin for primary prevention of cardiovascular events in Japanese patients 60 years or older with atherosclerotic risk factors: a randomized clinical trial. JAMA **312**: 2510-2520, 2014 【**PMID: 25401325**】

2）Billioti de Gage S et al: Benzodiazepine use and risk of Alzheimer's disease: case-control study. BMJ **349**: g5205, 2014 【**PMID: 25208536**】

II章　知っておきたいキーワード

16 | 平均差，標準化平均差，治療必要数

　　臨床研究の結果は統計的手法によりさまざまな指標で定量化されるが，本項では絶対指標について述べる．絶対指標とはつまり「差（difference）」のことであり，連続変数のアウトカムを比較する際に用いられることが多い．連続変数とは血圧の値や症状スコアの数値など連続的なデータのことである．それに対して，脳卒中の発症「あり」「なし」，あるいは「男性」「女性」のような二値的なデータは離散変数と呼ぶ．

1 平均差（mean difference: MD）

　　介入／曝露群と比較対照群の各アウトカム指標平均値の絶対差が平均差ということになる．例えばドネペジルの認知機能抑制効果を検討した研究において，ADAS-Cog scale（認知機能を評価するためのスコア．0〜70点で評価し点数が高いほど重症）の平均差がプラセボ群に比べ，ドネペジル投与群で2.01点低かった場合，「ADAS-Cog scale（−2.01 points MD, 95% CI − 2.69 to − 1.34）」のように記載される．

2 標準化平均差（standardized mean difference: SMD）

　　アウトカム指標の差は，アウトカムの単位により大きく異なる．メタ分析などでは集められた研究間でアウトカム指標の単位が異なることがあり，そのままでは結果の統合解析ができない．そのため各研究における指標を1標準偏差あたりの差にした標準化平均差で統合することが多い．

3 治療必要数（number needed to treat: NNT）

　　連続変数だけでなく二値的なアウトカムでも差の指標で示すことは可能である．
　　表1はスタチンとエゼチミブの併用療法群とスタチン単独療法群を比較し，心血管イベントの発症を中央値で6年間追跡調査したランダム化比較試験[1]の結果である．ハザード比についてはすでに解説したが，これは発症率の「比」であった．この結果から発症率の「差」をみることもできる．つまり34.7% − 32.7% = 2.0%でスタチ

表1　エゼチミブの効果

アウトカム	スタチン＋エゼチミブ併用群	スタチン＋プラセボ群	ハザード比 [95％信頼区間]
心血管 イベント	2,572 人/9,067 人 （32.7%）	2,742 人/9,077 人 （34.7%）	0.936 [0.89〜0.99]

（Cannon CP et al; IMPROVE-IT Investigators: Ezetimibe Added to Statin Therapy after Acute Coronary Syndromes. N Engl J Med **372**: 2387-2397, 2015【PMID: 26039521】より作成）

54

16. 平均差，標準化平均差，治療必要数

ン単独群に比べてエゼチミブ併用群で心血管イベントが2%少ないと解釈することも可能だ．この2%という数値は，例えば100人を，中央値で6年間治療すれば，そのうち2人で心血管アウトカム発症を防げるということを意味している．

　ここで見方を変えて，1人の心血管アウトカム発症を防ぐには何人治療が必要かという計算は「100人：2人＝○人：1人」という式で算出可能である．この○人に相当するのが治療必要数（NNT）と呼ばれるもので，この研究では50人と算出される．つまり50人にスタチンとエゼチミブの併用療法を6年間続けると，1人心血管アウトカム発症を防ぐことができるということだ．逆にいえば6年間という長い間49人は無駄に薬を飲んだことになる．

　NNTは，何人以下であれば臨床的な効果が大きいというような基準はないが，NNTの数値が小さいほど治療効果が大きいことを意味している．

■ 引用文献

1）Cannon CP et al; IMPROVE-IT Investigators: Ezetimibe Added to Statin Therapy after Acute Coronary Syndromes. N Engl J Med **372**: 2387-2397, 2015 【**PMID: 26039521**】

Ⅱ章　知っておきたいキーワード

17 | 統計的仮説検定，P 値，有意水準

　臨床研究においては，統計学的な手続きにより薬剤効果の事実的側面を記述していく．本項ではその代表的な手法である統計的仮説検定について述べる．図1をみてみよう．これは80歳以上の高血圧症患者を対象に，降圧薬とプラセボを比較し，脳卒中の発症を検討したランダム化比較試験[1]の結果である．

　この研究では中央値で1.8年の追跡を行った結果，脳卒中は年間1,000人当たり，降圧薬投与群で12.4件，プラセボ投与群で17.7件であった（図1枠内）．これだけみると降圧薬投与群で脳卒中の発症がより少ないように思える（ハザード比は0.7であり30％のリスク低下を示している）が，この情報のみで降圧療法には効果があると結論してよいだろうか．

　あらゆる現象の発生には偶然の影響が付きまとうことを我々は経験的に知っている．例えば今朝，通勤途中に転んでしまったのは，たまたま前日に深夜まで原稿を書いていたために，寝不足の状態で出勤し，いつもなら気づくはずの石に気が付かなかったということもあり得る．そこに石があった，というのも偶然に過ぎない．研究結果に示された降圧薬とプラセボの差が偶然ではない，と主張するためにどうしたらよいであろうか．

1 帰無仮説と対立仮説

　図1において「降圧療法には，脳卒中を予防する効果がある」，ということを示したい場合，以下の2つの方法がある．
　①降圧薬の投与はプラセボと比べて脳卒中の発症を抑える（つまり発症率に差がある）ことを証明する
　②降圧薬の投与はプラセボと比べて脳卒中の発症が同等であることを否定する
　①は常識的な考え方で違和感はないだろうが，しかしどう証明すればよいか，と問われると，なかなか厄介である．「発症率に差がある」というのは「小さな差」から

End Point	Rate per 1,000 Patient-Yr (No. of Events)		Unadjusted Hazard Ratio (95%CI)	P Value
	Active	Placebo *no. (%)*		
Stroke				
Fatal or nonfatal	12.4 (51)	17.7 (69)	0.70 (0.49-1.01)	0.06

図1　高齢者における降圧療法と脳卒中の発症

（Beckett NS et al; HYVET Study Group: Treatment of hypertension in patients 80 years of age or older. N Engl J Med 358: 1887-1898, 2008【PMID: 18378519】, Table 2 より一部引用）

17. 統計的仮説検定，P値，有意水準

「大きな差」まで無数に設定が可能であり，そのすべてを証明することは現実的に不可能だからだ．では，②はどうだろうか．①の方法では「無数に存在する差」を証明しなければならなかったのに対して，②の方法は降圧薬とプラセボが同等であるということを否定するだけで「何らかの差」を証明することができる．つまり，降圧薬とプラセボが同等である可能性が非常に低いとき，同等であるということを否定でき，薬剤効果の差の程度はどうあれ「降圧薬とプラセボの効果は同じではない」と証明できることになる．

図1において，プラセボ投与群と比べて，降圧薬投与群のほうが見かけ上，脳卒中の発症率が低いわけだが，先にも述べたとおり，この差は偶然だ，という主張を明確に否定することは難しいように思われる．この場合，効果に差があると主張するためには以下の手続きを経る必要がある．

- 仮説1：脳卒中の発症頻度は，降圧薬とプラセボで同等である
    →もし差があるのだとしたら，それは偶然である．
- 仮説2：脳卒中の発症頻度は，降圧薬とプラセボで差がある
    →差があるのは偶然ではなく，必然である．

仮説1を帰無仮説と呼ぶ．帰無仮説を否定できれば，仮説2が採用されることになり，降圧薬とプラセボの差は偶然ではなく必然（当然の帰結である）である，と主張できるようになる．つまり同等であるということを否定すればよいのだ．このように，「帰無仮説を設定し，それが正しいという仮定のもと，帰無仮説を否定できれば対立仮説が採用できる」という考え方が統計的仮説検定の核心である．なお仮説2を帰無仮説に対立する仮説ということで，単に対立仮説と呼ぶ．

2 統計的仮説検定

図1では降圧薬とプラセボで明らかに差がある．帰無仮説が正しいとするならば，この結果における差は偶然で起こったということになる．では，偶然そうなった，というのだけれども「偶然」とは何なのだろうか．ある事象が偶然起こり得るというのは，一般的には因果関係がはっきりせず予期できないような仕方で物事が起こること，と教えられる．

コインを放り投げて，裏か表か出た面を当てるゲームをしたとしよう．まずは裏が出た．ところが2回目も裏が出た．まあ，これくらいだと，偶然に起こり得るな，という感じだが，3回目も裏が出たらどうだろうか．なにか“ウラ”がありそうな気もするが，起こり得ないとはいえないかもしれない．しかし，4回目も，5回目も……さすがに偶然の問題ではなく，何がしかの必然性を感じてしまうのではないだろうか．つまりイカサマコインなんじゃないかと……．

全く同じ事象が連続して起こり続けると，我々は偶然性ではなく必然性，換言すれば何らかの因果関係を感じるようになる．ではその必然性はどのあたりから感じ始めるだろうか．当たり前だが，明確な線引きは難しい．本来，「偶然」と「必然」の境界はあいまいであり連続的な概念だからだ．ところが，統計的仮説検定では，先のコインの例でいうと5回連続で裏が出たとき，それは偶然ではなく必然である，と考える．

表1はコインを投げて，裏面が出る確率を示したものだ．統計的仮説検定では4

57

Ⅱ章　知っておきたいキーワード

表1　コインを投げた回数と裏面が出る確率

回　数	1回目	2回目	3回目	4回目	5回目
確　率	1/2＝0.5	$(1/2)^2$＝0.25	$(1/2)^3$＝0.125	$(1/2)^4$＝0.0625	$(1/2)^5$＝0.031

回連続で裏面が出る確率0.0625（6.25％）あたりは「偶然起こりうる」と判断し，5回連続で裏面が出る確率0.031（3.1％）は「偶然とはいえない，必然的なことだ」と判断する．この偶然と必然の境目となる確率は多くの場合で5％と設定され，これを有意水準と呼ぶ．また表1における，それぞれの確率をP値（P value）と呼ぶ．統計的仮説検定ではP値が0.05を下回れば，帰無仮説の主張は棄却され，結果にみられた差は偶然ではない，つまり差がある，と主張できる．

3　薬の効果の偶然性と必然性

　はじめの図に立ち戻ってP値をみてみよう（図1）．一見差があったようにみえた発症率の差異もP値をみるとわずかに5％（0.05）を上回っていて，統計的には偶然の可能性が否定できなくなっている．つまり帰無仮説が棄却できない状況になっているのだ．この状態を「有意差なし」と表現する．有意差がない場合，帰無仮説が棄却できず，保留という状態になり，その解釈は効果不明である（「効果なし」ではない）．

　統計的有意とは，薬剤効果の差の程度はどうあれ，降圧薬とプラセボの効果は同じではない，ということであり，P値の大きさと実際の薬剤効果の大きさは全く別問題である．また，統計的な有意差の「ある」，「なし」というのは，降圧薬とプラセボにみられた差が偶然によるものか，必然によるものか5％を基準に二値的に判断したものに過ぎない．そして有意水準の5％という基準は何か決定的な根拠があるわけでなく，驚くべきことに経験的にそう決まっている．つまり恣意的な分節基準なのだ．しかし，偶然か必然か，その感じ方は人それぞれではないだろうか．そもそも必然なるものは，本来この世界のどこかに独立して存在するわけではない．必然とは我々がそう感じているだけであり認識に過ぎない．

　先ほどのコインを投げるゲームで，イカサマコインだと感じるのは何回目だっただろうか．3回目で「なにかウラがある」と感じる人もいれば，6回目でやっと「ああ，イカサマコインなんじゃないのか」と気づく人もいる．統計的に有意差があるということと，実際に我々が感じる現象には大きなギャップがあるということには自覚的であったほうがよいだろう．

■引用文献

1）Beckett NS et al; HYVET Study Group: Treatment of hypertension in patients 80 years of age or older. N Engl J Med **358**: 1887-1898, 2008 【**PMID: 18378519**】

18 統計的推定，95％信頼区間

薬剤効果の記述方法は統計的仮説検定だけではない．本項では統計的推定について述べる．

1 なぜ統計的推定が必要か？

表1はピオグリタゾンの脳卒中・心筋梗塞に対する有効性について，プラセボと比較したランダム化比較試験[1]（RCT）の結果を示したものだ．ハザード比についてはすでに解説した（II章15参照）が，この研究では0.76，つまりプラセボ投与群に比べてピオグリタゾン投与群では相対比で24％脳卒中・心筋梗塞発症リスクが低いことになる．ただし，あくまでこのRCTに参加した人たちでの結果であることに注意したい．

この研究は耐糖能異常を有する3,876人を対象に検討された研究であるが，世の中には耐糖能異常と呼ばれる人たちは（当たり前だが……）3,876人だけではないだろう．臨床試験は標本調査であり，実際に研究に参加する人は標的とする集団（この研究では耐糖能異常者すべて）の一部でしかない．研究結果の内的・外的妥当性も含めてイメージ化すると図1のようになる．

RCTにより得られた結果，表1における「0.76」という値は研究対象集団に対する内的妥当性は高いかもしれないが，この値が必ずしも標的集団に妥当するか，つまり外的妥当性については議論の余地がある．世の中のすべての耐糖能異常者（標的集団）に対する平均的なピオグリタゾンの効果を「真の値」とするのであれば，1つの臨床試験から得られた結果の値と「真の値」が完全に一致するという確率は，常識的

表1 耐糖能異常者におけるピオグリタゾンの効果

アウトカム	ピオグリタゾン投与群	プラセボ投与群	ハザード比 [95％信頼区間]
脳卒中・心筋梗塞	175人/1,939人 (9.0％)	228人/1,937人 (11.8％)	0.76 [0.62〜0.93]

(Kernan WN et al; IRIS Trial Investigators: Pioglitazone after Ischemic Stroke or Transient Ischemic Attack. N Engl J Med 374: 1321-1331, 2016【PMID: 26886418】より作成)

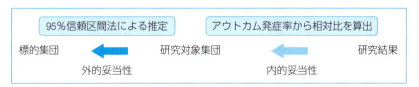

図1 研究結果の妥当性と結果の推定

に考えてもかなり低いだろう．ある程度，幅をもって，「真の値」を推定するより他ない．臨床研究では一般的に95％信頼区間法という推定方法を用いることで，研究から得られた結果をもとに標的集団での数値，つまり「真の値」を推定する．数学的な解説は他書に譲るとして，本項ではその概念を解説する．

2 95％信頼区間［95% confidence interval（CI）］の考え方

表1研究結果の95％信頼区間は［0.62〜0.93］であった．95％信頼区間の考え方は，例えばこの研究を100回行った場合，95回は信頼区間として示される範囲の値が，最終結果として算出される，というものだ．あるいは結果の真の値は，信頼区間の中に95％の確率で存在すると考えても大きな誤りではない．これは台風の進路予測になぞらえるとよい．毎年夏になると日本にも台風がやってくる（最近では秋でも台風がやってくるが……）．テレビの気象情報で，天気図とともに，台風の進路予測図が映し出されている場面を想像してみてほしい．そこには台風の現在位置とその後の進路が予報円で描かれているだろう（図2）．この予報円は台風の進路における70％信頼区間を表している．つまり，70％の確率で，台風の中心がその円の中のどこかに入るということである．

臨床試験の95％信頼区間も同様に，薬剤効果の「真の値」は信頼区間のどこか，表1においては［0.62〜0.93］のどこかに95％の確率で存在すると考えることができる．これは，大きく見積もれば38％リスクが低下するかもしれないし，少なく見積もれば7％しかリスクが減らないかもしれないというような解釈が可能である．信頼区間の上限が1未満であれば，統計的にも有意にリスクが減ることを示し，逆に信頼区間の下限が1を超えていれば，統計的にも有意にリスクが増えることになる．信頼区間が1をまたいでいるとき，それは有意差がないことと同じであり，リスクが増え

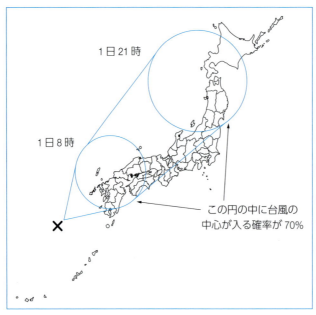

図2　台風の予測円と区間推定

るのか，減るのか，よくわからないことを示している．

3 95％信頼区間のメリットとその限界

　幅を持って評価できる95％信頼区間は，統計的仮説検定よりも，よりリアルに薬剤効果を記述しているとはいえないだろうか．例えば，喫煙者で肥満であり，糖尿病を有しているような，潜在的に心筋梗塞のハイリスクな患者では効果を大きく見積もって38％［信頼区間の下限］程度，リスク低下がするかもしれないと考えてもよいだろうし，比較的健常な人であれば7％［信頼区間上限］程度しかリスク低下が見込めないと考えることもできる．

　ただし，注意が必要なのは100％信頼区間ではない点である．95％信頼区間法を用いるということは，統計的仮説検定と同様に，そこには5％の確率を無視することが前提となっている．これは疫学研究における統計解析手法の限界ともいえるところで，この無視する確率を小さくすればするほど，研究に必要な症例数が膨大になってしまうのだ．研究対象となるすべての被験者を集めて研究すれば（これを全数調査と呼ぶ）真の値を求めることができるだろうが，世界中の人を対象に地球規模でRCTをやることなど現実には不可能だ．さきほど薬剤効果の「真の値」と表現したが，「真の値」というものは，95％信頼区間法でさえも厳密には記述できないということであり，現実的にはわかりようのないものである．

■ 引用文献

1）Kernan WN et al; IRIS Trial Investigators: Pioglitazone after Ischemic Stroke or Transient Ischemic Attack. N Engl J Med **374**: 1321-1331, 2016【**PMID: 26886418**】

Ⅱ章　知っておきたいキーワード

19 | プラセボ効果, ホーソン効果, ノセボ効果, 二重盲検法, PROBE 法

　盲検化（blinding）とはランダム化比較試験（RCT）の結果に甚大な影響を与えうる"何がしかの効果"を，極力排除し，研究の内的妥当性を高めるための手法である．この"何がしかの効果"の代表格に，プラセボ効果がある．人の思いが研究結果に大きな影響を与えることはもはやいうまでもない．その他にホーソン効果，ノセボ効果などがある．近年では盲検化ではなくマスキング（masking）ということも多い．

1 プラセボ効果

　プラセボ（偽薬）を投与したにもかかわらず，疾病が改善したり，治癒するというような，治療効果によい影響をもたらす効果をプラセボ効果と呼ぶ．特に鎮痛薬や睡眠薬など主観的な症状に対する薬剤はプラセボ効果の影響を受けやすいと考えられる．

　オレキシン受容体拮抗薬であるスボレキサントの臨床試験[1] の結果を表1 に示す．主観的な総睡眠時間はスボレキサント群で約40分増えているが，プラセボ群でも16分増加している．寝付くまでの時間についても，プラセボ群で8.4分短くなっており，プラセボ群でも睡眠障害がわずかに改善していることがわかる．

　また，風邪患者719人を対象に，プラセボ群と，治療なし群を比較し，症状の持続期間を検討したRCT[2] によると，プラセボ群で平均6.87日，治療なし群で平均7.03日と，統計的な有意差はないものの，プラセボ群で−0.16日［95%信頼区間−0.90〜0.58］短くなる傾向が示されている．信頼区間下限は−0.90であり，これは人によっては1日弱，プラセボで症状が早く改善する可能性を示している．このようにプラセボ効果は，程度の差はあれ臨床試験の結果に影響を与えうることがおわかりいただけよう．

表1　スボレキサントの有効性

アウトカム	スボレキサント群	プラセボ群	差 [95%信頼区間]
1ヵ月後の主観的総睡眠時間変化量	+38.7分	+16.0分	22.7分 [16.4〜29.0]
1ヵ月後の主観的睡眠潜時変化量	−18.0分	−8.4分	−9.5分 [−14.6〜−4.5]

(Michelson D et al: Safety and efficacy of suvorexant during 1-year treatment of insomnia with subsequent abrupt treatment discontinuation: a phase 3 randomised, double-blind, placebo-controlled trial. Lancet Neurol **13**: 461-471, 2014【PMID: 24680372】より作成)

2 ホーソン効果

　ホーソン効果とは端的に言えば，他者から注目されると，期待に応えようと頑張ってしまう，というような効果だ．小学生時代を思い出してほしい．1人で勉強するのと，親に監視されて勉強するのでは，勉強に取り組む態度が異なるであろう．1人で勉強していると，ついついゲームを始めてしまうなど，ろくなことがない（というのは筆者だけかもしれないが）．

　"ホーソン"の名は米国シカゴにあった電機機器開発企業であるウェスタン・エレクトリック社の"ホーソン工場"に由来している．同工場では作業効率や労働意欲を規定する要因を探索する研究が行われていた．照明と作業効率の関連や，作業順の検討，面接調査などが行われ，労働者の作業能率は，客観的・物理的な職場環境よりも，職場における個人の人間関係や目標意識に左右される可能性が示された．つまり，物理的な作業環境よりも，他者の期待に応えようとする習性が作業効率に影響するということが示唆されている[3]（とはいえ，一部で明確な因果関係が証明されていないといった批判もある）．

　ある意味で，最新の治療が最適な環境のもと行われる RCT においては，医師も患者も，一定の治療効果を期待しているはずだ（治療効果があらかじめ期待できなければ被験者は集まりにくい）．被験者はその期待に応えようと，さまざまな行動変容が起こる可能性がある．自分の症状があたかも改善したかのように医師に報告したり，少々体調が悪くても医師に報告しないなどの影響は大きな問題となるだろう．有効性・安全性が過大に評価されてしまう可能性があるからだ．プラセボか実薬か，被験者が自分の飲んでいる薬剤を知ってしまうと，ホーソン効果が研究結果に大きく影響することもありうる．

3 ノセボ効果

　プラセボ効果が治療効果に対する影響であるのに対して，ノセボ効果は有害反応に対する影響である．薬を飲んでいるから副作用が出るかもしれないという思い込みが，薬の作用とは関係なしに有害反応を誘発してしまうことがある．例えば，スタチンの RCT のプラセボ群において有害反応による研究脱落率は4〜26％と報告されている[4]．何とプラセボでも有害反応が原因で研究から脱落しているのだ．

　また，三環系抗うつ薬はセロトニン再取り込み阻害薬（SSRI）に比べて，口渇や便秘などの有害反応が多いと想定できるが，三環系抗うつ薬と SSRI の臨床試験における各プラセボ群の有害反応を比較したメタ分析[5]によれば，"SSRI プラセボ"に比べて"三環系抗うつ薬プラセボ"で有害反応が多いという結果であった（口渇：オッズ比 3.5［95％信頼区間 2.9〜4.2］，眠気：オッズ比 2.7［95％信頼区間 2.2〜3.4］，便秘：オッズ比 2.7［95％信頼区間 2.1〜3.6］）．

4 二重盲検法

　実際の臨床研究では介入以外のさまざまな要素が結果に影響することがおわかりいただけただろう．盲検化とは介入（実薬）と対照（プラセボ）の区別が，研究に参加

している患者や医療者にわからないよう配慮するもので，患者・医療者双方を盲検化する手法を二重盲検法と呼ぶ．研究結果の内的妥当性を高めるためには二重盲検法を採用することが望ましいが，手術介入などでは，偽のプラセボ手術をするわけにもいかず，二重盲検法の採用が難しいケースもある．

5 PROBE（prospective randomized open blinded-endpoint）法

　二重盲検法の採用が難しいケースでは，アウトカム評価者のみを盲検化する方法があり，これを PROBE 法と呼ぶ．PROBE 法のメリットとして，二重盲検法よりも比較的コストを抑えることができる点や，プラセボ効果も含めて効果を検討できる点が挙げられる．しかし，PROBE 法は，担当医師も患者もどちらの治療に割り付けられているか知ることができてしまうため，主観的な要素が入り込むようなアウトカム（心不全による入院など）には適していない．なぜならば，いくらアウトカム評価者を盲検化したところで，入院適用は担当医師の判断にゆだねられてしまうからだ．この判定にバイアスがかかることは容易に想像がつくであろう．PROBE 法では主観的な要素が入り込みにくいアウトカム（死亡，心血管死亡など）を採用すべきであって，特に複合アウトカムでは，複数のアウトカムの中にこのようなアウトカムがないかどうか注意する必要がある．

■ 引用文献

1）Michelson D et al: Safety and efficacy of suvorexant during 1-year treatment of insomnia with subsequent abrupt treatment discontinuation: a phase 3 randomised, double-blind, placebo-controlled trial. Lancet Neurol **13**: 461-471, 2014 【PMID: 24680372】

2）Barrett B et al: Placebo effects and the common cold: a randomized controlled trial. Ann Fam Med **9**: 312-322, 2011 【PMID: 21747102】

3）Mayo E: The Human Problems of an Industrial Civilization, Routledge & Kegan Paul, Macmillan, New York, 1933

4）Rief W et al: Medication-attributed adverse effects in placebo groups: implications for assessment of adverse effects. Arch Intern Med **166**: 155-160, 2006 【PMID: 16432082】

5）Rief W et al: Differences in adverse effect reporting in placebo groups in SSRI and tricyclic antidepressant trials: a systematic review and meta-analysis. Drug Saf **32**: 1041-1056, 2009 【PMID: 19810776】

20 クロスオーバー, ITT 解析, 非劣性試験, マージン

1 被験者を完全に追跡することは難しい

ランダム化比較試験[1]（RCT）におけるトライアルプロフィールの1例を示す（図1）．トライアルプロフィールとは，研究参加者の治療への割り当てや追跡の流れを図で示したものだ．この研究では512人が研究参加基準を満たし，そのうち14人が除外され498人がランダム化されていることが視覚的に理解できる．この研究は脂質低下療法および降圧療法の，標準（conventional）治療と厳格（intensive）治療を比較したもので，両群にそれぞれ254人，244人が割り付けられている．また36ヵ月の追跡期間中に標準治療群で14例，厳格治療群でも14例が研究から脱落していることがわかる．

2 研究脱落者やクロスオーバーした患者をどう取り扱うか

図1において，最終的に治療を完了した人（標準治療群240人，厳格治療群230人）のみで結果を解析しても問題ないものなのだろうか．つまり研究から脱落した人は無視してもよいのか，という問題である．また研究によっては，介入群に割り付けられた人が，研究途中で対照群に移ってしまうこともある．これをクロスオーバーと

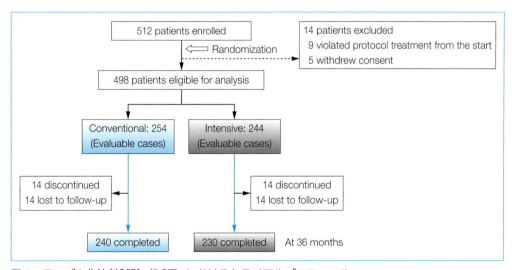

図1 ランダム化比較試験（RCT）におけるトライアルプロフィール
（Kohro T et al; JCADII Investigators: Intensively lowering both low-density lipoprotein cholesterol and blood pressure does not reduce cardiovascular risk in Japanese coronary artery disease patients. Circ J **75**: 2062-2070, 2011【PMID: 21817806】, Fig 1 より引用）

II章　知っておきたいキーワード

呼ぶ．例えば手術介入群に割り付けられたとして，やはり手術を受けるのは嫌だ，となった場合，手術を受けない対照群に移ってしまうこともある．このように，最初に割り付けられた群ではない群に移動してしまった場合，どう結果を解析すればよいだろうか．RCTにおいて大事なのは，最終解析までランダム化を保持することである．RCTがあらゆる研究デザインに比べ優れている点は，介入・曝露群と比較対照群の比較妥当性にあった．ランダム化によりせっかく均等に振り分けた患者背景も，クロスオーバーや研究脱落者によって偏ってしまっては比較妥当性が低くなってしまう．

3 ITT（intent-to-treat）解析

ITT解析はランダム化を保持するために行う解析手法の1つである．ITT解析では，クロスオーバーがあった人や，研究から脱落した人も，最初に割り付けた群として結果の解析に組み入れる．割り付け重視の解析とも呼ばれ，脱落者を除外せず解析に組み入れるため，治療効果を過大に評価しない傾向がある（他方，有害性は過小評価される可能性がある）．ただ，ITT解析は研究脱落者をすべて考慮するなどかなり厳格な手法であり，実際には運用が難しいことも多い．そのため，やや基準を緩くしたfull analysis set（FAS）という解析手法を用いることもある．ITTがランダム化されたすべての人を解析対象とするのに対して，FASとは一度も治療に参加しない人やランダム化後のデータがない人などを除外して解析する手法である．なお，治療を受けた人でのみ解析を行う手法をper protocol（PPS）解析と呼ぶ．

4 同等性を検証するには

薬剤Aと薬剤Bの薬剤効果が同等であると主張したい場合，薬剤Aと薬剤Bの比較においてP値を計算し，有意差がないことを示せばそれでよいだろうか．しかし，P値を用いた統計的仮説検定で有意差なしという結果をもって，同等とはいえないことはII章17でも述べた．P値が有意水準よりも大きいことは，帰無仮説が棄却できないことを意味しており，対立仮説，帰無仮説，どちらかの採択ができず，判断保留，ということになっているにすぎない．したがって，P値を用いた統計的仮説検定では同等性を示すことはできない．

表1をみてみよう．研究1，研究2ともに，薬剤Aと薬剤Bの脳卒中発症は10%と算出され，相対危険は1.0となる．また，いずれの研究でも95%信頼区間が「1」をまたいでおり，有意差は出ていない．しかし，研究1では−5〜5%の範囲で効果のばらつきを認めているのに対して，研究2では−80〜80%と大きなばらつきを認めている．この幅は臨床上の効果の推定範囲を示しているわけだが，±5%の範囲と±80%の範囲ではずいぶんと印象が異なるのではないだろうか．前者のほうが，後者に

表1　脳卒中に対する薬剤Aと薬剤Bの効果

臨床試験	アウトカム	薬剤A	薬剤B	相対危険 [95%信頼区間]
研究1	脳卒中発症	10%	10%	1.00 [0.95〜1.05]
研究2	脳卒中発症	10%	10%	1.00 [0.20〜1.80]

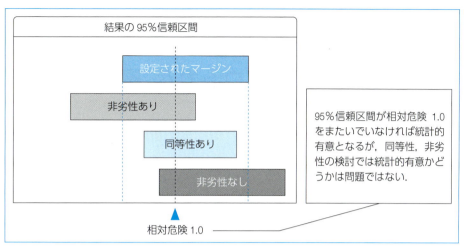

図2 同等性，非劣性のイメージ

比べてAとBの効果の同等性が高いと表現できないだろうか．これが同等性を検討するロジックである．

5 同等性試験（equivalence trials）と非劣性試験（noninferiority trials）

同等性を検討する同等性試験ではあらかじめ，結果の95％信頼区間がどの範囲に収まれば臨床的に同等といえるのか設定する．これをマージン（同等性マージン）と呼ぶ．また非劣性試験とは，比較する治療法に比べて，その効果が少なくとも劣っていないことを検討する．つまり効果が優れている分には問題ない，というスタンスだ．したがって95％信頼区間の上限に対するマージン（非劣性マージン）が設定される．

同等性試験も非劣性試験も両群に有意な差があるかどうかは問題ではない．あらかじめ設定されたマージンの中に95％信頼区間が収まっているかどうかで判断するからである．また，同等性試験は，注目する95％信頼区間が上限と下限の両側性なのに対して，非劣性試験では95％信頼区間の上限のみに注目する片側性である（図2）．なお，ITT解析を行うと，差が出にくくなり非劣性という方向に振れやすくなる．そのため非劣性試験では修正されたITT解析などper protocol解析に近い手法で統計解析されることが多い．

■ 引用文献

1) Kohro T et al; JCADII Investigators: Intensively lowering both low-density lipoprotein cholesterol and blood pressure does not reduce cardiovascular risk in Japanese coronary artery disease patients. Circ J 75: 2062-2070, 2011 【PMID: 21817806】

Ⅱ章　知っておきたいキーワード

21 | αエラー, βエラー, 一次アウトカム, 二次アウトカム, 複合アウトカム

1 統計的過誤

　薬剤効果の事実的側面を記述する統計的手法にも常に過誤が付きまとう. これを単に統計的過誤と呼び, αエラーとβエラーの2つがある (表1). αエラーとは, 本来治療効果に差がないのに差があると判定してしまう統計的過誤である. 後述するが, 臨床試験では一般にαエラーを5%まで許容する (つまり有意水準のこと). βエラーとは本来差があるのに, 差がないとしてしまう統計的過誤である.

2 サンプルサイズを決定する

　ランダム化比較試験 (RCT) のような仮説検証型研究においては, これらの統計的過誤を極力排除できるような研究デザインを厳密に組む必要がある. 一般的には, αエラーを5%, βエラーを10~20%まで許容することが多い. これは, 本来差があるのに差がないとしてしまうβエラーよりも, 差がないのに差があるとしてしまうαエラーに対して, より厳しい基準を設定していることを意味する. 「効果がない薬が誤って効果があると判断され発売される」と, 「効果がある薬が誤って効果がないと判断され発売に至らない」を比較すると, どちらが社会的に深刻な事態といえるだろうか. 疑わしきは罰せずと容疑者を罰しないことよりも, 冤罪を起こさないことを重視するのが臨床試験の基本的なスタンスである.

　臨床試験では, まず検証したいアウトカムに対して, 起こりうる統計過誤を "α5%, β10~20%" と設定し, それをもとに必要な被験者の数を割り出す. この症例数をサンプルサイズと呼ぶ (図1). ここで注目したいのは, サンプルサイズは検討したいアウトカムに対する統計的過誤が最小限になるような計算に基づいているということだ. 換言すれば, 検証したいアウトカムとサンプルサイズは対応しており, 1つのサンプルサイズでは検証したいアウトカム以外のアウトカムを検証できない. 例えば, ある薬剤の心筋梗塞発症 (アウトカム) に対する予防効果を検証したい場合, "α5%, β10%" という設定のもとでサンプルサイズを決定したとすると, このサンプルサイズでは総死亡という別のアウトカムに対して "α5%, β10%" を適用できないことになる. つまりアウトカムごとにサンプルサイズは異なるのだ.

表1　統計的過誤

		真　実	
		効果に差がない	効果に差がある
研究結果	効果に差がない	正しい判定	βエラー
	効果に差がある	αエラー	正しい判定

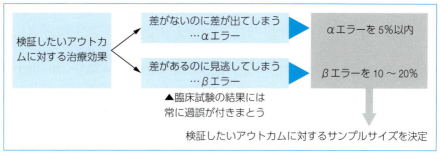

図1 サンプルサイズを決定する

3 一次アウトカムと二次アウトカム

ここまでの話を整理しよう．臨床試験では，検証したいアウトカムに対して，統計的過誤（αエラー，βエラー）をどこまで許容するかを設定し，その設定に基づき必要症例数（サンプルサイズ）が割り出され，研究が開始される．つまり，臨床試験においては，検証できるアウトカムは基本的に1つだけということになる．他のアウトカムを検証するには，サンプルサイズの計算をあらためて行い，被験者の数を変更しなくてはならないが，一度開始された研究のプロトコルをころころ変えるなんてことは現実的ではない．そもそも検証したいアウトカムをころころ変えるような研究は，いったい何を検証したいのか，もはや理解不能である．

臨床試験において，検証したいアウトカム（仮説検証型のアウトカム）を一次アウトカム（もしくはプライマリアウトカム）と呼び，これは統計的妥当性に配慮されたアウトカムである．それ以外のアウトカムは二次アウトカムやセカンダリアウトカムなどと呼ばれ，仮説生成型のアウトカムであり，統計的妥当性の配慮がなされていないと考えてよいだろう．

心血管死亡を一次アウトカム，総死亡を二次アウトカムとした臨床試験を例に考えてみよう．心血管死亡，総死亡ともに統計的有意に減少したとしても，どちらのアウトカムも有意に低下すると結論することは本来できない．仮説が検証されたのは，あくまで一次アウトカムである心血管死亡のみであり，総死亡が減少するというのは仮説としての採用が許可されたに過ぎない，という解釈になる．

なお，仮説検証型研究であるRCTと異なり，仮説生成型研究である観察研究やメタ分析では，アウトカムが複数設定されることが多い．これは，仮説の探索を目的としている研究では結果の統計的妥当性よりも，より多くの仮説を得ることに主眼が置かれているためである．

4 複合アウトカム

実際に研究に参加する被験者が，計算されたサンプルサイズを満たしていない場合，βエラーの起こる確率は上昇する．また，$(1-\beta)$を単にパワーと呼ぶが，これはアウトカムに対する治療効果の検出力を示す．端的に言うと介入に効果があった場合，その効果を検出する確率のことである．総死亡など，発生頻度がそれほど多くないアウトカムを検討する場合，治療効果の検出力を上げるためには，より大きなサン

69

Ⅱ章　知っておきたいキーワード

プルサイズを必要とする．しかし，被験者の数を増やすと，研究に関わるコストが膨大になったり，被験者が集まらない場合はそもそも研究自体が成立しない．

　このような場合，死亡だけでなく，心筋梗塞発症や脳卒中発症など，複数のアウトカムをまとめて検討することで検出力を高める方法が用いられる．まとめられた複数のアウトカムを複合アウトカムと呼ぶ．死亡，心筋梗塞発症，脳卒中発症の個々について検証しているわけではなく，それぞれのアウトカム全体を1つの指標として検証するのだ．

　複合アウトカムが採用される臨床試験では，現実的なサンプルサイズでの検討において，個々のアウトカムだけでは介入効果が検出できない可能性が高い，ということを意味する．つまり複合アウトカムにしなければ実際の効果として検出できないくらい小さい効果である，と言い換えることもできるであろう．被験者数万人というような大規模臨床試験で，複合アウトカムを用いて治療効果を検討している研究デザインは，そもそも介入効果が小さいことがあらかじめ予測されているということに他ならない．それだけの症例数を確保してようやく統計的に差を検出できるというわけで，裏を返せば臨床的に有意な差があるのか議論の余地があるかもしれない．

22 | サブグループ解析, ボンフェローニ法

　臨床研究において, 統計的妥当性に配慮されたアウトカムは基本的に1つだけであり, これを一次アウトカムと呼ぶことはⅡ章21でも述べた. 1つの研究でさまざまなアウトカムが検討できればよいのだが, そこには常に統計的過誤が付きまとう. しかしながら, 臨床研究には莫大なコストと時間が費やされており, 1つの研究で1つのアウトカムに対する影響しかわからないのは非常に効率が悪い. そのため実際の臨床研究では二次アウトカムの設定など, 1つの研究から複数の仮説生成を目的とした解析がなされることが普通である. 本項ではその代表的な手法の1つであるサブグループ解析について述べる.

1 サブグループ解析

　サブグループ解析とは, 研究対象集団全体ではなく, 年代別や性別, 疾患の重症度別, あるいは薬剤別などといった, 特性ごとのグループ (これをサブグループと呼ぶ) に分けて解析する手法である. 例えば, 薬剤ごとにその効果がどう異なっているか, 性別で効果に差が出るのか, ということを検討するために行われる. Ca拮抗薬とクラリスロマイシンの併用と, 急性腎障害による入院リスクの関連を検討した後ろ向きコホート研究[1] を例にサブグループ解析を実際にみてみよう. 主な研究結果は図1の通りだ.

　対象患者はCa拮抗薬を服用している平均76歳の高齢者で, 曝露群はクラリスロマイシン使用, 対照群がアジスロマイシン使用となっている. 青枠で示したのが, この研究の一次アウトカムである急性腎障害による入院とそのオッズ比であり, 約2倍上昇することが示されている. ちなみにこの研究では低血圧 (hypotension) による入院および死亡 (mortality) は二次アウトカムとして設定されている. 実際の論文には次のように記載されている.

	No. of Events (%)		Absolute Risk		OR (95%CI)	
	Clarithromycin (n=96,226)	Azithromycin (n=94,083)	Difference (95%CI),%	NNH (95%CI)	Unadjusted	Adjusted
Acute kidney injury	420 (0.44)	208 (0.22)	0.22 (0.16-0.27)	464 (374-609)	1.98 (1.68-2.34)	2.03 (1.72-2.41)
Hypotension	111 (0.12)	68 (0.07)	0.04 (0.02-0.07)	2,321 (1406-6416)	1.60 (1.18-2.16)	1.63 (1.21-2.22)
Mortality	984 (1.02)	555 (0.59)	0.43 (0.35-0.51)	231 (195-284)	1.74 (1.57-1.93)	1.74 (1.57-1.94)

図1　Ca拮抗薬とクラリスロマイシンの併用リスク

(Gandhi S et al: Calcium-channel blocker-clarithromycin drug interactions and acute kidney injury. JAMA **310**: 2544-2553, 2013 【PMID: 24346990】, Table 2より引用)

The primary outcome was hospitalization with acute kidney injury and the 2 secondary outcomes were hospitalization with hypotension and all-cause mortality.

　この結果から，Ca拮抗薬とクラリスロマイシンの併用は（アジスロマイシンとの併用に比べて）急性腎障害による入院リスクが高くなりそうなことはわかったが，Ca拮抗薬といってもいろいろな種類がある．この研究の対象者が使用していたCa拮抗薬も，アムロジピン，ジルチアゼム，フェロジピン，ニフェジピン，ベラパミルと多岐にわたる．これらの薬剤間でリスクに差があるのか，そういったことを調べるためにサブグループ解析が行われる．

　図2は薬剤別に解析されたサブグループ解析の結果である．ニフェジピンのリスクが一番高いことがわかる．しかし，この結果をもってしてニフェジピンとの相互作用リスクが一番高いと結論することは難しい．サブグループ解析は二次アウトカムと同様，仮説生成的な解析だからだ．特にランダム化比較試験の場合は，検討するサブグループごとに被験者を層別化してしまっているため，ランダム化が保持されていない可能性が高い．観察研究のサブグループ解析であったとしても同様に，サブグループごとの患者背景の相違は軽視できないだろう．

　また，サブグループごとに層別化をするというのは，症例数が減ってしまうことを意味する．つまりサブグループ解析の結果，統計的に有意な差が出なかったとしても，それは症例数が減ったために検出力が低下してしまい，βエラーを起こしている可能性があるということだ．さらにサブグループごとに統計的仮説検定を行うことはαエラーを増加させる．例えばαエラーを5％まで許容したとしよう．それはつまり，平均すると20回に1回はエラーが出ていることになる．サブグループの数が多いほど，αエラーが起きる可能性は高くなり，原理的には20のサブグループで解析すれば，そのどれかに偶然有意差がついてしまうことになる．このように，検定を繰り返すことにより，αエラーの発生確率が増加する問題を"多重検定の問題"と呼ぶ．以上を踏まえれば，一次アウトカムの結果とサブグループ解析の結果を，統計的妥当性の観点から，同列に扱うことが難しいことがおわかりいただけよう．

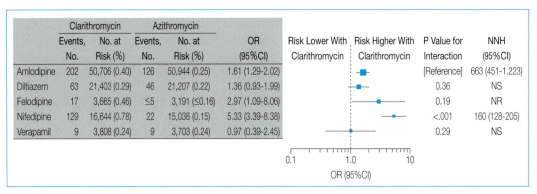

図2　薬剤ごとに解析したサブグループ解析
(Gandhi S et al: Calcium-channel blocker-clarithromycin drug interactions and acute kidney injury. JAMA **310**: 2544-2553, 2013【PMID: 24346990】, Fig 1 より引用)

2 ボンフェローニ（Bonferroni）法

　一次アウトカムを複数設定する場合にも多重検定の問題は付きまとう．大事なのは，多重検定にともなうαエラーにどう配慮するかである．この問題を解決するための手法の1つにボンフェローニ法がある．例えば，心筋梗塞，脳卒中，狭心症による入院，総死亡の4つのアウトカムにおいて，有意水準（α）0.05でいずれも有意な差が出たとしよう．

- 心筋梗塞　　　　　：ハザード比 0.72［0.63〜0.81］P＝0.01
- 脳卒中　　　　　　：ハザード比 0.75［0.67〜0.83］P＝0.01
- 狭心症による入院：ハザード比 0.56［0.45〜0.69］P＝0.01
- 総死亡　　　　　　：ハザード比 0.89［0.76〜0.97］P＝0.05

結果に示されたP値は有意水準を5％としたときの値である．4つのアウトカムを検討しているので，検定は4回繰り返しており，その分αエラーの確率は上昇している．そのため，有意水準を厳しく設定し直すというのがボンフェローニ法の核心である．とはいえその方法は単純だ．有意水準0.05で4回検定しているわけだから，P値が0.05/4＝0.0125を下回ったら有意差がありと判断すればよいことになる．上の結果では総死亡のみP＝0.05であり，ボンフェローニ法を用いた有意水準0.0125を上回るため，有意な差ではなくなってしまう．

■ 引用文献

1）Gandhi S et al: Calcium-channel blocker-clarithromycin drug interactions and acute kidney injury. JAMA **310**: 2544-2553, 2013 【**PMID: 24346990**】

23 交絡因子，傾向スコアマッチング

コホート研究では，曝露群，非曝露群の設定において，原理的にランダム化を行うことができない．そのため人を取り巻く，年齢，性別や生活習慣などのさまざまな要素が曝露群，非曝露群で偏っている可能性がある．

1 交絡因子

交絡因子（confounders）とは年齢や性別など，曝露と疾病発生の関係の観察に影響を与え，真の関係とは異なった観察結果をもたらす第三の因子である．

例えば，同居家族に喫煙者がいると，子供の虫歯が多いというコホート研究[1]が報告されている．この研究は，生後4ヵ月時点において，受動喫煙のなかった非曝露群34,395人と，同居家族に喫煙者がいるものの，子供の前では喫煙しない37,257人，同居家族による受動喫煙が明らかだった5,268人という2つの曝露群を比較し，子供の虫歯の発症を比較したものだ．

研究の結果，虫歯の発症は受動喫煙がないグループと比較して，子供から離れて喫煙したグループで1.46倍，受動喫煙が明らかなグループでは2.14倍多いことが示されている．

この結果だけをみると，受動喫煙が原因となって，その結果，子供の虫歯が増加しているという"因果関係"を示しているようにもみえてしまう（図1）．しかし本当にそうだろうか．煙草の先から立ち上る副流煙が子供の体内に吸引されることは，健康面に重大な悪影響をもたらすことは間違いないだろうが，それが原因で歯がもろくなり，あるいは虫歯の原因菌が活性化され虫歯を引き起こしているとでもいうのだろうか（であればそもそも喫煙者はみな虫歯になりやすいことになる）．

この研究結果は受動喫煙が原因となって子供の虫歯が増えているのではなく，喫煙者である両親の生活習慣という因子が子供に何らかの影響を及ぼし，虫歯を増やしている可能性がある．例えば間食の多い食習慣や，子供の健康面における両親の関心（歯磨きの頻度など）などである（図2）．このように曝露（受動喫煙）とアウトカム

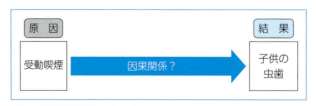

図1　因果関係だとすると……
（青島周一：事例から学ぶ疫学入門 第5回：交絡の層を1枚1枚はがしてゆくと…．地域医療ジャーナル 2016年02月号より引用）

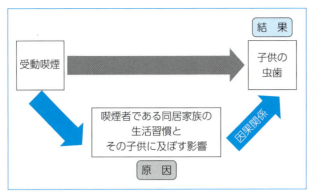

図2 受動喫煙は原因ではない？
(青島周一：事例から学ぶ疫学入門 第5回：交絡の層を1枚1枚はがしてゆくと…. 地域医療ジャーナル 2016年02月号より引用)

発生（虫歯）の関係に影響を与え，真の関係（おそらくこのケースでは関連性は少ないと思われる）とは異なった観察結果（虫歯発症）をもたらす因子（食習慣や喫煙以外の生活習慣など）が交絡因子というわけだ．

2 交絡を補正する

　コホート研究ではランダム化ができない代わりに，統計的手法を用いて，二群間の背景因子の偏り（交絡因子）に伴う影響を極力少なくするよう調整する．例えば，10歳の小学生Aさんと20歳の大学生Bさんに対して，小学高5年生レベルの算数テストを行ったとしよう．その結果，Bさんは，Aさんに比べて圧倒的に点数が高いという結果が得られた．
　この結果から，算数の能力が高いのはBさん，と結論するのは明らかにフェアではないだろう．これを疫学的にいうと「年齢による交絡が起きている」と解釈する．Bさんが10歳のときの点数と比較すればフェアかもしれない（図3）．これは年齢による交絡を調整するという作業と同じ構造である．実際には統計的手法を用いて種々の交絡因子の調整を行ったうえで結果を補正する．

3 傾向スコアマッチング

　観察研究における交絡補正に傾向スコアマッチングと呼ばれる手法が用いられることがある．傾向スコアとは，研究対象集団が，曝露群（介入群）割り当てられる，その確率を示したものである．つまりさまざまな患者背景を考慮して，曝露群に割り当てられるであろう確率を算出するのだ．
　例えば，低血糖発症と認知症との関連を検討する観察研究において傾向スコアマッチングにより交絡を補正する場合，併存疾患や年齢，性別など，さまざまな患者背景を考慮し，低血糖を起こしそうな確率（傾向スコア）を算出する．そして，実際に低血糖を起こした人（曝露群）と，起こさなかった人（非曝露群）を，この確率が同じ人同士をマッチさせて研究に組み入れるのだ．このように解析対象集団を構築するこ

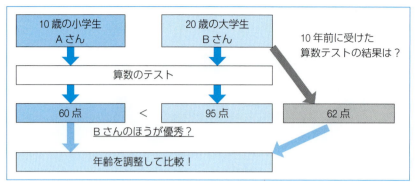

図3 交絡補正の基本的な考え方

とで，患者背景のばらつきがかなり少なくなり，結果に影響を与えうる交絡の影響を少なくすることができる．

ただし傾向スコアマッチングでは，マッチされなかった患者は外れ値として解析から除外されてしまい，最終解析集団はコホート全体の中でも平均的な集団になっている可能性がある．そして，あくまで調整できるのは既知の因子のみであることは念頭に置いておきたい．

■ 引用文献

1) Tanaka S et al: Secondhand smoke and incidence of dental caries in deciduous teeth among children in Japan: population based retrospective cohort study. BMJ **351**: h5397, 2015【PMID: 26489750】
2) 青島周一：事例から学ぶ疫学入門 第5回：交絡の層を1枚1枚はがしてゆくと…．地域医療ジャーナル 2016年02月号（http://cmj.publishers.fm/article/10537/）

24 情報が示すものと臨床研究が示す関連

情報が示すものには大きく偶然誤差，系統誤差の2つの可能性があり，臨床研究の結果が示している関連性はさらに5つに分類できる.

1 偶然誤差（偶然）

ある人に風邪薬Aが効いたとしても，その効果はこの人にだけしか当てはまらない可能性がある. たまたまこの人には効果があったけれど，他の人に効果が期待できるかは不明だ. 効果が大きく出るか，小さく出るか，全く効果が出ないか，人それぞれというわけである. これを偶然誤差と呼ぶ. 換言すれば，偶然誤差とは，説明困難なばらつきのことである. 1人の症例報告だけでは，偶然の影響を排除できずに結果を一般化することは困難だ. しかし，「風邪薬Aが効いた」という経験をした人が10万人いたとしたら，その効果の信憑性は高いという印象を持つだろう. 研究対象者をより多く集めることで偶然誤差を小さくすることができ，研究結果の精度を高めることができる.

2 系統誤差（バイアス）

「風邪薬Aが効いた」において，この"効いた"というのは症状発症から5日目に治癒したということと，3日目に治癒したというのでは，実際に体感できる効果において，大きな差異が生じる. 例え10万人の被験者を集めたとしても，「効いた」という定義を明確に定めないと，風邪薬Aとは関係なく治療効果に差が出てしまうであろう. このように症例数をいくら集めても決してなくならない誤差を系統誤差もしくはバイアスと呼ぶ. 系統誤差は大きく選択バイアス（selection bias）と情報バイアス（information bias）に分けられ，「効いた」の定義の差異による誤差については後者に分類される. また，被験者の多くで風邪薬によいイメージを持っていない場合，風邪薬Aの効果を少なく見積もって報告するかもしれない. このように，研究対象に一般集団と異なった特性の患者群を組み入れたために起こるのが選択バイアスである. このような系統誤差を極力排除することで研究結果の妥当性を高めることができる.

3 真　実

1つの臨床研究の結果においては偶然誤差，系統誤差がつきまとい，真実を明確に知ることは原理的には困難であろう. また真実の中には，原因⇒結果の関連，つまり因果関係が含まれるわけだが，真実を表しているものはなにも因果関係だけではな

表1 臨床研究が示す"関連"の5分類

関　連	真　偽	基本的な対処方法
偶然誤差	偽	・適切なサンプルサイズの設定 　(症例数を増やせば偶然誤差は少なくなる)
系統誤差	偽	・過去の研究結果との一貫性を評価 ・主観的ではなく客観的な曝露情報の収集
交　絡	−	層別化，マッチング，統計学的補正の実施
結果⇒原因	真	時系列評価を行う
原因⇒結果	真	真の因果関係である

い．逆の因果関係である，結果⇒原因の関連も存在する（Ⅱ章8参照）．またⅡ章23で解説した交絡については一般的に系統誤差に分類することが多いが，本書では交絡は独立した要素として扱うことで，臨床研究が示す"関連"の5分類を提唱する（**表1**）．

　この分類は疫学的観点からすれば正確とは言えないかもしれない．ただ，世の中に絶対的な分類法は存在しない．そもそも分類とは恣意的なものであり，思想の1つであると言えよう．本書ではわかりやすさを優先し5分類を提唱していることをご理解いただければ幸いである．

　臨床研究は，本来因果関係を明らかにすることを目的としている．研究デザインは因果関係以外の4つの関連の可能性をどれだけ排除できるか，という思考錯誤の結果であり，「デザインする」ことは究極的には因果性を構造化するということに他ならない．

III章

「効果がある薬」の実体:

統計学的検討と

構造主義科学論的検討

A 存在論的に考えるか，認識論的に考えるか

　薬の効果があるかないかを考える際に，2つの考え方をまず紹介しよう．1つは存在論的に考えるという視点，もう1つが認識論的に考えるという視点である．

1 存在論的に考える薬の効果

　存在論的に考えるとは，ある薬の効果について，その薬は効果があるかないかのどちらかであるという前提のもとに考えるやり方である．この前提の基盤には，『「効く」と「効かない」の間には，明確な境界がある』という仮定が想定されている．「効く」と「効かない」の間には，客観的な断層があるという考え方でもある．

　例えば，100人に使って100人とも死んでしまう薬は，効かない薬として存在しているし，100人に使って1人も死なない薬は効く薬として存在している．その2つの間には明確な境界がある，という考え方である．こう書いて違和感がある読者は少ないだろう．つまり，多くの場合薬の効果は存在論的に考えられているというわけである．

2 認識論的に考える薬の効果

　それに対して，認識論的に考えるとは，「効く」と「効かない」の区別は，薬の側にあるわけではなく，それを判断する側の認識の問題であるという考え方である．

　目の前に実物としてある薬が，ある人の認識では「効く」となり，別の人の認識では「効かない」となる．そういうことである．どういう人がどう認識すると「効く」となるのか，ということが問題になるのである．こうした考え方は，多くの読者には受け入れがたいものかもしれない．効く薬は使う人によらず効くし，効かない薬は使う人によらず効かないはずではないか．もし使う人によって違うとしたら，それは薬の効果ではなく，プラセボ効果であって，またそれはプラセボ効果がある／ないと，存在論的に考えるべきではないのか，と思われるかもしれない．しかし，認識論的には真の薬の効果も，プラセボ効果も，どちらも認識の問題と考える．

　例えば次のように考えるとわかりやすい．降圧薬の効果は年率3％の脳卒中を2％まで減らすというようなものである．それでは，3％が2.5％まで減少ならどうか，3％が2.9％ならどうかということである．逆に3％から1％ならどうか，3％から0％ならどうかということでもある．こう考えると，3％と2.9％では効果なし，3％と0％なら効果あり，と存在論的に考えられるかもしれないが，現実の降圧薬の効果は，そのように扱えるほど極端ではなく，どこかで効果あり／なしの境目を引くしか仕方がない．境目をどこで引くかとなると，それは効果が存在すると考えるよりは，効果をどう認識するかの問題と考えたほうが都合がよい．降圧薬の効果は存在論的に考えると途方に暮れるが，認識論的に効果を判断する側が適切な境目を設ければよいと考えれば，解決の道が開けてくるというわけである．

　ここでみる限り，降圧薬の効果は，存在論的には検討不可能で，認識論的にのみ検討可能であるように思われる．しかし，多くの臨床家は，そういう考え方を区別して

いないし，自然に考える中で，存在論的に考えている人が多いだろう．ここに大きな問題がある．

3 現実の検討

　現実には，薬の効果を存在論的に考えているか，認識論的に考えるかという視点で議論されることはない．一般的には存在論的に考えられている．認識論的に考えたほうが，実際の薬の効果に対して整合的であるにもかかわらず，である．

　そこで現実の薬の効果がどう扱われているかというと，統計学的に検討されるのである．まずはこの薬の効果を検討する方法の王道である，統計学的検討をみてみよう．

B 統計学的検討の王道，検定推定統計

　情報が表すものは，真実，バイアス，偶然の 3 つの混合体である．そこから薬の真の効果を評価するために，バイアスの少ない研究手法を用いて，統計学的に偶然の影響を定量化する，というのが薬の効果の評価の王道である．

　プラセボを用いたランダム化比較試験（RCT）が行われ，平均 3 年間の追跡が行われ，一次アウトカムに関して，intent-to-treat（ITT）解析の結果，プラセボ群 10％のイベントに対し，治療群で 7％，相対危険 0.70，95％信頼区間 0.54〜0.87，P＜0.01で，統計学的にも有意な効果が示された，というのがその一例である．相対危険減少30％，絶対危険減少 3％，治療必要数 34 人（3 年間）など多くの示し方があるが，基本的には同じである．

　しかし，これは評価の一手法に過ぎない．EBM の実践が臨床上の問題解決の一手法に過ぎないように，統計学的な検討も一手法に過ぎない．さらにはこの検討方法は，検定推定統計という統計学的検討の中でも 1 つの手法でしかない．ベイズ統計という，検定推定統計とは別の統計学的検討方法もある．

C ベイズ統計による検討

　ベイズ統計は診断の領域ではすでになじみの深い方法であるが，薬の効果の評価となるとまだほとんど利用されていない．しかし，ベイズ統計は薬の効果の検討にも役立つ．ここでは，治療効果の評価に関してベイズ統計を流用する 1 つの方法を提示する．

　検定推定統計とベイズ統計のもっとも大きな違いは，前者では真実を想定し，そこに向かって検討を進めていくのに対し，後者では真実というより主観や恣意性を基盤にするという点ではないかと考えている．

　ベイズ統計の基盤になるベイズの定理は以下の式で示される．

　　事前オッズ×尤度比＝事後オッズ

Ⅲ章　「効果がある薬」の実体：統計学的検討と構造主義科学論的検討

　この式が導かれる過程については参考図書を参照されたい[1]．ここではこの定理を
もとに，検定推定統計で評価した薬の効果をベイズ統計の視点で別の角度から眺めて
みる．

　例えば「物質Ａが，疾患Ｂに有効」という仮説のもとに，$\alpha = 0.05$，$\beta = 0.1$でサ
ンプルサイズを決定したRCTで検討したところ，統計学的に有意な差が検出された
という状況を考えよう．

　ベイズの定理が示すところは，「物質Ａが，疾患Ｂに有効」かどうかは，この仮説
の「事前確率（事前オッズ）」と「尤度比」に比例するということであるが，このそ
れぞれがどう見積もられるかをまず考える．「事前確率」とは研究開始以前にこの仮
説の確かな確率であるが，研究以前には効果があるかどうかわからないから研究が行
われるわけで，この確率は不明というしかない面がある．しかし，ここでベイズ統計
は本領を発揮する．事前確率が不明の場合は「理由不十分の原理」という考え方を採
用し，有効かどうかは五分五分，確率は1/2，つまり事前オッズは〈確率／（1－確
率）＝1〉と恣意的に想定して検討をはじめるのである．先の例に即せば「物質Ａが，
疾患Ｂに有効」という仮説が正しい確率は1/2ということである．

　もう1つの「尤度比」であるが，これはサンプルサイズを決定する際のαとβから
求められる．αとは"あわてんぼうのα"と呼ばれるように，差がないにもかかわら
ずあるとしてしまうエラーである．それに対してβは"ぼんやりβ"といわれ，差が
あるにもかかわらず見逃してないとしてしまうエラーである．

　診断の領域で尤度比は〈感度／（1－特異度）〉と表されるが，感度とは真の効果が
ある際にあるといえる確率で，真の効果を見逃してしまうβを使えば$1-\beta$である．
また特異度は真の効果がないときにないといえる確率で$1-\alpha$である．ここから尤度
比をα，βを使って表すと〈$(1-\beta)／\alpha$〉となる（表1）．

　つまり$\alpha = 0.05$，$\beta = 0.1$のもとである仮説を検討した臨床試験の結果，統計学的
に有意差が検出されたときの仮説の事後確率は以下のようになる．

事後オッズ＝事前オッズ×尤度比

　　　　　＝$1 \times 0.9／0.05$

　　　　　＝18

事後確率　＝事後オッズ／（1＋事後オッズ）

　　　　　＝18／19

　　　　　＝94.7%

表1　感度・特異度とαエラー・βエラーの対応

検　査		疾　患	
		+	−
	+	a	c
	−	b	d

感度＝a／（a+b）
特異度＝d／（c+d）
陽性尤度比＝a／（a+b）／（1−d／（c+d））

統計学的有意差		真の差	
		+	−
	+	a	c
	−	b	d

β＝b／（a+b）
α＝c／（b+d）
陽性尤度比＝a／（a+b）／（1−d／（c+d））＝$(1-\beta)／\alpha$

「疾患 B に有効」かどうか五分五分（事前オッズ＝1）の物質 A が，$\alpha = 0.05$，$\beta = 0.1$ のもとで計画された RCT で，有意水準 0.05 未満で統計学的有意差をもって有効だという結果が示されたときに，その仮説が正しい確率は 94.7％以上であるというわけである．

それがどうしたという結果かもしれない．確かに結果としては真でない確率が 5％未満という検定推定統計とほぼ同じ結果である．ただここでは事前確率 1/2 のような主観的恣意的な数字を基盤にしたベイズ統計から導かれる結果と，真の値を志向する検定推定統計が示す結果がほとんど同じというのは，驚くべきことだと思うのだがどうだろうか．

ベイズ統計では，真実に漸近的には接近できるが，示されているのは恣意的に決定された事前確率から求められた以上，真実そのものを示すことはなく，真実の近似値，あるいは真実とは異なる，実際にとらえられた現象に過ぎないというのが，基本的な立場である．この立場は後述する構造主義科学論による検討の基盤となる考え方でもあるので，もう一度確認しておきたい．

*Web 上にこの部分についての別の実例が以下に示されている．参照してほしい．

http://sarabahakobune.blogspot.jp/2016/03/blog-post.html

D 統計学的検討と認識論的アプローチ

真の効果を想定する検定推定統計は，存在論的なアプローチを前提としている．しかし，その背景にあるのは有意水準 0.05 という恣意的な境目で，その境目は，薬の側にあるわけではなく，効果を判定する認識者の側にあり，認識論的アプローチと考えたほうがよい．信頼区間で示した場合には，見た目にもあいまいで，認識論的な解釈にみえるが，相対危険なら 1 を含んでいないから効果あり，1 を含んでいるから効果なし，というように存在論的に解釈されてしまう現実がある．検定推定統計は，そもそも認識論的なアプローチにもかかわらず，統計学的有意差あり／なし，と存在論的に示されるところに大きな問題がある．

それに対し，ベイズ統計はそもそも真の値を想定せず，認識論的なアプローチであるという自覚がある．ただ，その結果は，研究後の「研究仮説の正しい確率」として示され，その結果を見る側が，存在論的なアプローチに偏っているので，結局のところ，認識論的なアプローチにはつながりにくい．

そこで，検定推定統計でも，ベイズ統計でもない別の認識論的アプローチが求められる．その 1 つとして，構造主義科学論を基盤としたアプローチを紹介する．

E 構造主義，ソシュールの言語学

構造主義科学論の説明の前に，まず構造主義について簡単に説明しておこう．構造主義について定義するのはなかなか難しい．私自身の能力の及ぶところではないということもある．しかし構造主義が何かということが本章の理解にとって必須かというとそうでもない．ただその基盤となっているソシュールの言語学について知っておく

ことは，本章の理解に対して必須である．

ソシュールの言語学のエッセンスをもっとも端的に述べれば，「コトバは実在する対象を示す記号ではない」ということである．

例えば，「効果がある薬」というものが実際に存在し，その実在に対して，「効果がある薬」と呼んでいるわけではない，ということである．存在論的でなく，認識論的にアプローチするのである．

ここで2つのことを理解する必要がある．1つは「対応の恣意性」，もう1つが「分節の恣意性」である．「対応の恣意性」とは「効果がある薬」というコトバは実在の効果に対応しているわけではないということである．恣意的に単なる対応関係が結ばれているだけだ，というのが「対応の恣意性」である．「痴呆」が「認知症」に代わるというような変化はその1例だろう．目の前の患者に対し「痴呆」と呼ぼうが，「認知症」と呼ぼうが，いずれにしても実体そのものを表す記号として名づけられているわけでないのは明らかである．

もう1つの「分節の恣意性」であるが，効果がある薬とない薬の境目も恣意的に決まっているということである．効果ある／なしの境目はあいまいで，どこかで無理やり線引きをするしかない．有意水準0.05というのは，まさにこの「分節の恣意性」の1つの例である．

コトバで何かを記述する以上，この「対応の恣意性」と「分節の恣意性」から逃れることはできない．「効果がある薬」というコトバの「対応の恣意性」と「分節の恣意性」の構造を明らかにすることが，「有効な薬」と名付けられているものを記述することに他ならない．それは当然のことながら，目の前にある「薬の効果」の実体を記述しているわけではない．

F 存在論的か，認識論的か

ここまでの議論を，「認識論的」と「存在論的」という視点でもう一度見直してみよう．目の前には，確かに「薬」が存在している．この「薬」に関し，プラセボ対照のRCTで統計学的に有意な効果が認められると，この「薬」は「有効な薬」ということになるわけだが，そこに存在しているのはあくまで「薬」であって（実際は「薬」という名前も「物質A」と言いかえることができ，ここにも対応の恣意性の問題はあるが無視する），「効果がある薬」ではない．それとは別に，臨床試験で有意差があるという現象が認識できただけである．それは目の前の存在の一側面にしか過ぎない．いくらでも別の見方ができるからである．

「効果がある薬」とはその現象の呼び名であって，薬の実体に対するものではない．RCTによって検討されたのは，「効果のある薬」の存在ではなく，統計学的に導き出された認識に過ぎない．認識である以上，効果あり／なしの分節の恣意性から逃れることはできず，分節の仕方によって，つまり認識の仕方によって，効果ありともなしともいえるものである．事実，有意水準0.05なら効果あり，0.049なら効果なしというようなことが起こる．これでは「効果のある薬」が実在するとはいえない．どう認識すると効果ありになるのか，どう認識すると効果なしとなるか，そう考えたほうが，実際に行っていることに整合的である．「効果がある薬」とは，臨床試験を通し

て，その効果をコトバで記述する以上，存在の問題ではなく，認識の問題なのである．

　存在を確かめようと思っても，認識の壁に必ずぶち当たる．コトバを用いて記述する以上，対応の恣意性と分節の恣意性から自由になることはできないからである．存在を記述しているのではない，認識を記述しているのである．認識を記述する以上，どういう人が認識しているかが問題で，ある種の主観からやはり自由ではない．薬の効果を考えるとき，常に認識論的にアプローチしているのだと明確に自覚する必要がある．

G 統計学的検討から構造主義科学論的検討へ

　ここで本章の中核となる構造主義科学論[2]の考え方に入っていきたい．真の薬の効果を想定した検定推定統計に対し，主観的な事前確率の見積もりからはじめるベイズ統計は，真実などそもそも示すことはできないという割り切りがある．そしてこの考えは実際の薬の効果を考える際にも重要な側面を示しているように思われる．

　真の薬の効果を示すことはできない．示すことができるのはその真の効果に近似した現象に過ぎない．このことは構造主義科学論に基づく薬の効果の評価においても重要なメッセージである．

　検定推定統計にしろ，ベイズ統計にしろ，真の薬の効果を表現してはいない．研究結果をあるコトバで表現し，薬の効果の認識可能な一部を示すだけである．前者では「物質Aが疾患Bに有効かどうかという仮説に対し，有意水準0.05で統計学的に有意な効果が認められた」となるし，後者ではいまだ標準的な表現方法はないが「研究後の物質Aが疾患Bに有効との仮説の正しい確率は94.7%以上である」ということになるだろうか．

　いずれにしても，薬の効果があるかどうかを検討しようとする観察主体が存在する．有意水準の決定も客観的な根拠があるわけではなく，臨床研究では恣意的に0.05と決められているだけであるし，事前確率の設定も同様に明確でないので五分五分と考えようというまさに主観的なものである．

　そこには真実そのものが示されているわけではなく，1つの臨床試験の結果として，統計学的検討という手法を通してとらえられた現象が示されているに過ぎない．その「現象」も，検定推定統計，ベイズ統計という一定の手法に基づき，有意差ありとか，事後確率はどれほどかというように，それぞれの「コトバ」で示されているだけである．そこにはそれぞれの研究を実施し，その結果のある部分を取り出して有意差検定をした，あるいは事後確率を計算した，それぞれの研究者，「私」がいる．さらにそこに示されるのは，どちらも「確率」というあいまいなものに過ぎない．その「確率」の解釈となると，またそれぞれ論文を読む人，「私」によって大きく異なることになる．

　こう書くと，臨床研究の結果をどう表現し，どう解釈するかは，恣意的という他なく，ほとんどでたらめな世界で，科学とはいえないと思われるかもしれない．しかし，科学も「コトバ」を使用する以上，でたらめな面，恣意的な面がある．構造主義科学論とは，客観的に実在し，観察者に左右されない事実を記述するものではなく，

客観的な実在を記述することはそもそも不可能で，観察者によって左右されるかもしれない現象を，対応の恣意性，分節の恣意性という限界の中で，できる限り，コトバの同一性を担保しながら，主観的な要素も考慮しながら，世界を認識するためのフレームである．「私」という主観的なものを認識上の重要な要素の1つとしてとらえ，それでもなお科学性を担保し，科学的な記述を行うための科学論である．

以上の混沌を構造主義科学論では，「実体」，「現象」，「コトバ」，「私」という4つのパートで明示的に記述する．「実体」を明示することはできないが，観察された「現象」，その現象を記述した「コトバ」，さらにその「現象」をとらえ「コトバ」として記述した主体である「私」について記述する．これが構造主義科学論的検討の基盤である．

目の前に起こっている「実体」は混沌としか呼びようのない，わけのわからないものである．有意水準0.05で有意なら，薬の効果という「実体」がある，というようにすっきりとはいかない．有意水準0.05という恣意的な境目を，ある「私」が採用して，効果を記述したところ，効果があるという「現象」が認識され，「効果のある薬」とされたのである．そもそも薬の効果は「存在する」ものとして立ち現れることはなく，「認識する」に過ぎない．

「実体」を記述することはできないという前提のもとに，観察可能な「現象」を明示的に記述するというのはどういうことなのか，もう少し話を進めてみる．

H 実体，現象，コトバ，私，そしてそのギャップ

構造主義科学論のもとでは，ベイズ統計同様に「治療効果の実体」というものを想定しない．それは言ってみればカントの「物自体」であったり，ラカンの「現実界」のように認識の外にあるものである．我々が認識できるのは「現象」に過ぎないし，その「現象」も「コトバ」で表現する他ない．さらには，そこには「現象」を観察し，「コトバ」に置き換える「私」の存在が不可欠である．「実体」と「現象」の間には大きなギャップがあるし，「現象」と「コトバ」の間にもギャップがある．さらにその背景にはそれぞれの「私」がおり，それぞれの「私」と「私」の間にもギャップがある（図1）．

この4つのパート間のギャップ，あるいはそれぞれの「私」同士の認識のギャップを意識しながら，実体そのものではないことを明確にし，現象を一義として記述する．そのフレームによって，記述された「効果がある薬」とはどういうものなのか，それは統計学的な効果判定の記述とどこがどう違っているのか，それを明らかにすることが具体的な作業となる．

以上が構造主義科学論で薬の効果を評価する際の枠組みである（図1）．臨床研究によって示されているのは，薬の効果の「実体」ではなく，「現象」をある「コトバ」で「私」が示した薬の効果の一側面に過ぎない．ただ一側面が，どのように示されているのか，「実体」，「現象」，「コトバ」，「私」の4つで明示的にその構造を示そうというのが，構造主義科学論を用いた薬の効果の評価であり，筆者が「構造主義医療」と呼んでいる手法による薬の効果の評価である．

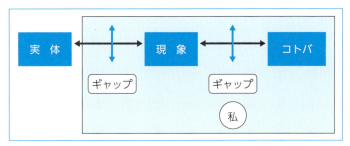

図1　構造主義科学論の基本構造

I 構造主義科学論からみた検定推定統計，ベイズ統計

　くどいようだが，「薬の効果」の「実体」そのものに至ることはできない．薬の効果は，存在論的に扱うより，認識論的に扱ったほうがよい．臨床試験の結果という「現象」を，臨床試験を行う「私」，あるいは臨床試験結果を読む「私」によって，どう「コトバ」に置き換えられるか．これを記述するのが構造主義科学論を基盤とした「薬の効果」の記述である．

　検定推定統計はそもそも「薬の効果」の「実体」を想定しており，そこに確率的にではあるが効果の実体が記述されているという考え方である．ただし，その表現方法の実態は，恣意的に決められた 0.05 という有意水準を境に，真の効果がある／ないという，とても真実の記述とはいえないようなものである．信頼区間を使えば，そのあいまいさが一部表現できるわけだが，そのあいまいさに明確な境界を引くことはできないことが明らかになる．

　ただ，有意水準 0.05 で差があるかどうかということに関していえば，誰が行っても同じ結果が得られ，科学性が担保されている．有意水準 0.05 で有意差があるといっても，実体や現象に対して大きなギャップがある．しかし，私が検討しようが，誰が検討しようが，有意水準 0.05 で有意差ありという共通の結果が出るという点で，薬の効果を検討している多数の「私」間のギャップはほとんどないと考えられる．

　構造主義科学論からみた場合，統計学的に有意な効果という「コトバ」は実際の「現象」，「実体」に対してどういうギャップがあるのか，注目する必要があるということである．

　それに対し，ベイズ統計では，「コトバ」と「現象」，「実体」のギャップのみならず，主観的に設定される事前確率によって結果が大きく異なり，事前確率を設定するそれぞれの「私」間にも，大きなギャップが認められ，そこに注目する必要がある．

J 構造主義科学論的検討の一例

　構造主義科学論を薬の効果の評価に利用するための方法として，四分割表を利用するやり方を一例としてお示しする．ここでは「物質 A の疾患 B に対する効果」を「降圧薬の脳卒中に対する効果」と具体的にして進めていこう（表2）．

Ⅲ章　「効果がある薬」の実体：統計学的検討と構造主義科学論的検討

表2　効果分析のための四分割表

		脳卒中 +	脳卒中 −
降圧薬	+	a	c
	−	b	d

相対危険＝a／(a+c)／b／(b+d)
相対利益＝c／(a+c)／d／(b+d)
期待オッズ＝(c+b)／(a+d)

表3　降圧薬に対する脳卒中に対する効果の例

		脳卒中 +	脳卒中 −
降圧薬	+	70	930
	−	100	900

1 四分割のどこに焦点を当てるか

　効果を評価するのにもっともよく用いられる相対危険は a／(a+c)／b(b+d) である．これは脳卒中を起こした人に焦点を当てた検討である．治療効果のうち，「脳卒中を起こす」という「現象」に焦点を当てた「私」による検討である．それに対して，「脳卒中を起こさない」という「現象」に焦点を当てるとどうなるか．これは c／(a+c)／d(b+d) となる．これは相対利益と呼ばれる指標である．

　あるいは，「薬を飲んで脳卒中を起こさない」という「現象」と「薬を飲まずに脳卒中を起こす」という「現象」を合わせると，c+b である．この2つは薬の効果を示す期待通りの「現象」である．逆に「薬を飲んで脳卒中を起こす」と「薬を飲まずに脳卒中を起こさない」の2つの「現象」を合わせると a+d であるが，これは治療効果に反した「現象」である．この比をとると (c+b)／(a+d) となる．しかし，この指標は論文でみかけたことはないし，名前もついていない．分子は期待通りの結果を示し，分母は期待に反する結果を示しているので，「期待オッズ」とでも呼ぼうか．これは本項を執筆している「私」が恣意的に考えた指標である．

　例えば1,000人ずつの高血圧患者に降圧薬とプラセボが投与され，5年間でそれぞれ脳卒中が70人と100人に起きたという結果を示した研究結果を考えよう（表3）．相対危険，相対利益，期待オッズの3つを計算すると，それぞれ0.70，1.03，1.06となる．

　治療効果の大きさを示したい「私」は0.70を使いたいし，治療効果は大したことないという「私」は1.03や1.06を使いたいだろう．現状の論文のほとんどが0.70を採用しているのは，脳卒中を起こすことに関心が高く，治療効果が大きいと言いたい「私」たちが研究を行っているからである．脳卒中を起こさないことに関心が高く，治療効果が小さいと言いたい「私」が研究を行えば，相対利益や期待オッズを使って論文を書くかもしれない．

　もっとも論文で頻用される相対危険は，治療効果があるということを示したい「私」が，脳卒中というイベントを起こした「現象」に注目し，相対危険0.7という「コト

88

バ」で治療効果を記述した，ということである．それに対して，治療効果を示したくない「私」が脳卒中を起こさない「現象」に注目し，相対利益1.03という「コトバ」で記述することも可能である．その時の治療効果ありと言いたい「私」と言いたくない「私」のギャップがもう1つの注目点である．

　四分割表を用いると，どの現象に関心のある人が，どういう結論を導きたいかを考慮して，どのような指標で結果を示しているかが，明示的になることがわかっていただけただろうか．

2 境界はどこか

　それではもう1つ別の分析をお示ししよう．それはこの四分割表の境界を無化してみるという方法である．

　ここで「脳卒中を起こす／起こさない」の境界に注目する．この「脳卒中を起こす／起こさない」には明確な境界があるように思われるかもしれない．しかし，これが実はそうではないことがグラフをみると明らかになる．

　例えば，ある降圧薬の効果をグラフで示してみる（図2）．プラセボ群の5％が脳卒中になる時点と降圧薬群の5％が脳卒中になる時点を比べてみよう．そういう視点でみると，降圧薬群は脳卒中を起こさないということではなくて，その時期が約1年先延ばしになるだけということがわかる（図2）．降圧薬の効果は「脳卒中を起こさないようにする」ということではなくて，「脳卒中が起きる時期を先延ばしにする」効果しかないと言ったほうが事実に整合的である．

　5年間という限られた時点の「現象」に注目して，5年の時点で30％脳卒中を予防したという「私」と，降圧薬で治療しても結局は脳卒中になるという点で効果はなく，5％の人が脳卒中になる時点を1年先延ばしにするという「現象」に着目する「私」の，どちらがより治療効果を正しく表しているかという議論はナンセンスである．どちらも「実体」を把握していない．「私」の関心がある「現象」を「コトバ」にしているだけである．

　表2の四分割表に即せば，もともと脳卒中になる人とならない人がいるのである．もともとならない人にとってはそもそも降圧薬の効果はない．将来脳卒中を起こす人

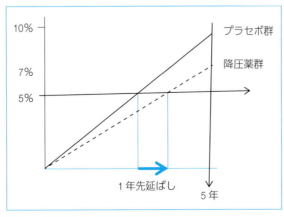

図2　グラフによる効果の評価

に対して治療効果が期待されるのである．そもそも「脳卒中を起こす／起こさない」という区別は不可能で，事後的に確認されるに過ぎない．

降圧薬を飲む以前に，将来脳卒中を起こす人と起さない人が区別できるわけではないので，全員脳卒中を起こす可能性がある人という一塊にして，結果を分析しているのである．脳卒中を起こすか起こさないか明確には区別できないにもかかわらず，事後的に区別ができた人だけで分析して，「予防した」という「コトバ」で表現するのは，やはり，降圧薬を有効だと言いたい人たちが研究をしているからではないだろうか．

「脳卒中を起こす／起こさない」の区別すら恣意的であるというのは少しわかりにくいかもしれない．しかし，「死亡する／しない」で考えればその区別が恣意的どころか無意味であることは明らかである．「死亡が減る」というのはある時点の死亡率で比べるからに過ぎず，長い時間の経過でみれば全員死ぬのである．さらにどこかで急に死ぬのではなく，徐々に死んでいくのである．最終的には「死亡が減る」ということはありえない．死亡は先延ばしにできるだけである．5年後の時点で生きていたかどうか，というのは1つの考え方に過ぎない．どれくらい先延ばしにできるかという視点のほうが，より「現象」とのギャップが少ない表現ではないだろうか．

■ 参考文献
1) 名郷直樹：続 EBM 実践ワークブック，南江堂，東京，p 102-106，2002
2) 池田清彦：構造主義科学論の冒険(講談社学術文庫)，講談社，東京，1998

IV章

クリニカルクエスチョン

1 エゼチミブの有効性はどの程度か？

Introduction

　エゼチミブは，小腸コレステロールトランスポーター阻害薬と呼ばれ，脂質異常症に用いられる薬である．その名の通り，コレステロールトランスポーターを介して小腸におけるコレステロールの吸収を阻害する薬剤だ．一般的にはスタチン系薬剤を投与してもLDLコレステロール低下が不十分な場合に，上乗せで使用されるケースが多いだろう▶1．

　図1をみてみよう．このようなグラフはエゼチミブの製品パンフレットなどにも記載されているので，なじみがあるかもしれない．図を見れば何となくイメージできると思うが，スタチン単独治療よりも，スタチンとエゼチミブの併用治療で，有意にLDLコレステロールの低下が認められる[1]．

▶ 名郷 Comment 1
スタチン以外の抗コレステロール薬では，非心血管イベントを増やす危険を常に念頭に置きたい．

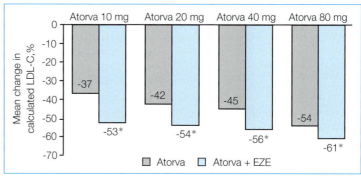

図1　LDLコレステロールに対するエゼチミブのアトルバスタチンへの上乗せ効果

(Ballantyne CM et al: Effect of ezetimibe coadministered with atorvastatin in 628 patients with primary hypercholesterolemia: a prospective, randomized, double-blind trial. Circulation **107**: 2409-2415, 2003【PMID: 12719279】, Fig 2 より一部引用)

　また，スタチン系薬剤を継続的に服用していると，代償的にコレステロールの吸収が増加することが指摘されている[2]．そういった観点からもエゼチミブをスタチンと併用することは，とても合理的な薬物療法のように思えるが，いかがだろうか．

　さらに，米国糖尿病学会（American Diabetes Association：ADA）は，2016年の糖尿病診療指針（Position Statement）で，エゼチミブを以下のように位置づけている[3]．

The addition of ezetimibe to moderate-intensity statin therapy has been shown to provide additional cardiovascular benefit compared with moderate-intensity statin therapy alone and may be considered for patients with a recent acute coronary syndrome with LDL cholesterol ≥50 mg/dL (1.3 mmol/L) or for those patients who cannot tolerate high-intensity statin therapy.

中強度のスタチン療法へのエゼチミブの上乗せは，スタチン単独使用に比べて，心血管ベネフィットが得られ▶2，スタチン療法で忍容性が得られない場合や，LDL コレステロールが 50 mg/dL 以上で急性冠症候群発症後の患者には，その使用が考慮できる▶3.

さて，これらの情報を踏まえると，スタチンとエゼチミブの併用療法は，心血管リスクの高い患者にとって，何か非常に有用な治療オプションのような気がしてはこないだろうか▶4. 日本でも，スタチンで十分なコレステロール低下効果を得られないケースや，相互作用の観点からスタチンが使用しづらい症例では，エゼチミブが使用されることも少なくないだろう.

ただ，ここであらためてエゼチミブの効果について考えてみよう. コレステロールの低下は，あくまでも代用のアウトカムに過ぎない. 大事なのは，コレステロールが低下したとして，その患者の予後がどうなっていくのか，つまり真のアウトカムに与える影響はどうなのか，という問題である. コレステロールが下がっても，心筋梗塞などの心血管イベントが予防できないのであれば，それは，いくら模擬試験でよい成績をとっても，結果的に大学受験に失敗▶5するようなものだ.

また，これまで見てきた作用機序の合理性は，薬理学や病態生理学的知見から得られる概念的側面であり，仮説に過ぎない. やや言い過ぎだろうか. しかし，少なくとも実証された事実ではないだろう. 薬物の治療効果について，事実的側面▶6 を考察するには，真のアウトカムを検討したランダム化比較試験（RCT）の論文を参照すべきである.

論文を読んでみよう

● **Ezetimibe Added to Statin Therapy after Acute Coronary Syndromes.**

Cannon CP et al : N Engl J Med **372**: 2387-2397, 2015

【**PMID: 26039521**】

本項では，ADA の糖尿病診療指針の記載根拠となった IMPROVE-IT[4] と呼ばれる臨床試験を取り上げ，まずは，RCT 論

▶ 名郷 Comment 2

何をベネフィットと呼ぶかが重要. その 1 つが後述の真のアウトカムでの評価である.

▶ 名郷 Comment 3

「考慮できる」という表現は何か意味を持つのだろうか. おそらくこれは「この件に関しては臨床試験が存在するが決定的なものではない」ということが背景にある.

▶ 名郷 Comment 4

気がしてくるというのはまさに「私」の問題だが，多くの人は「気がしてくる」とは考えず，「有用な治療オプション」と考える.

▶ 名郷 Comment 5

ここにも「不合格」を「失敗」というコトバにする「私」の問題がある. 不合格が案外幸せにつながるかもしれない.

▶ 名郷 Comment 6

真のアウトカムは「事実」に属することなのだろうか. 事実と「実体」の違いについて考えたい.

Ⅳ章　クリニカルクエスチョン

▶ 名郷 Comment 7

ランダム化により，交絡因子が制御され，治療効果の実体と現象の間のギャップが縮められるが，なくなるわけではない．

文[7]の基本的な読み方を解説する．次に，論文の結果から，エゼチミブの有効性について考察を加え，さらに ADA の診療指針と比較しながら，論文結果がどのように引用されているかみてみよう．なおこの論文はインターネット上で全文が無料で閲覧可能である．Ⅱ章を参考に，論文にアクセスし，全文をみながら読み進めていくとよいだろう．

　まずは，具体的な論文の読み方についてみていこう．RCT の概要についてはⅡ章6を参照していただきたい．論文を読むといってもそれほど難しいことはない．確かに全文英語で書かれているため，読みこなすには多少の慣れが必要だが，Ⅱ章で紹介したキーワードが理解できていれば，英語の問題というよりは，読み方の問題である．読み方にはいくつかのチェックポイントがあるので，それを確認できてしまえば，研究概要と，結果の妥当性は十分に把握できるはずだ．

RCT 論文を読むポイント

　論文情報の妥当性吟味において，最低限確認すべきは**表1**に示した6つのポイントである．各ポイントにおいて，致命的な問題がなければ，論文結果はある程度妥当性が担保されていると考えてよい．英語が苦手な人にとって，英語論文を最初から最後まで，すべて読むというのは苦痛に他ならないだろう．まずは論文抄録で，これらポイントの記載箇所を探し，必要に応じて本文を参照する，というスタイルであれば，比較的短時間で確認作業が終了する．

表1　RCT のチェックポイント

❶ ランダム化されているか
❷ 論文の PECO は何か
❸ 盲検化されているか
❹ 一次アウトカムは明確か
❺ 真のアウトカムを検討しているか
❻ intention-to-treat 解析と追跡状況

❶ ランダム化されているか

　RCT はその論文タイトルに「Randomized Controlled Trial」と記載されていることが多いが，この論文ではタイトルへの記載はない．しかしながら，下記のように抄録METHODS に "We conducted a double-blind, randomized trial" と記載があり，RCT であることが容易にわかる．

METODS: We conducted a double-blined, randomized trial involving 18,144 patients……
（抄録の METHODS 冒頭部分）

94

❷ 論文の PECO は何か

　対象患者（patient），介入／曝露（exposure），比較対照（comparison），検討されたアウトカム（outcome）の 4 つの要素，つまり，論文における PECO を整理することで，研究の概要を容易に把握することが可能だ．

1）P: patient

　対象患者に関する情報は必ず数値情報が含まれている．被験者の人数あるいは平均年齢などのデータが併記されていることが多いからだ．先ほどの抄録「METHODS」をみてほしい．"18,144 patients" と記載がある．「patient」はもちろん「患者」を意味する単語であり，対象患者「P」の記載箇所を探す最重要キーワードである．このようにキーワードと数値情報を追うことで，対象患者の背景が見えてくるだろう．この論文抄録では「Who」以下に患者背景が簡単に記載されている．

18,144 patients who had been hospitalized for an acute coronary syndrome within the preceding 10 days and had LDL cholesterol levels of 50 to 100 mg per deciliter (1.3 to 2.6 mmol per liter) if they were receiving lipid-lowering therapy or 50 to 125 mg per deciliter (1.3 to 3.2 mmol per liter) if they were not receiving lipid-lowering therapy.

LDL コレステロールが，脂質低下療法を受けていれば 50〜100 mg/dL，脂質低下療法を受けていなければ 50〜125 mg/dL で，急性冠症候群による入院から 10 日以内の 18,144 名

　なお，本文 table 1 には詳細な患者背景▶8 が表にまとめられている（図 2）．

Variable	Simvastatin Monotherapy (N = 9,077)	Simvastatin-Ezetimibe (N = 9,067)
Demographic characteristics		
Age — yr	63.6 ± 9.8	63.6 ± 9.7
Male — no. (%)	6,886 (75.9)	6,842 (75.5)
White race — no. (%)	7,624 (84.0)	7,578 (83.6)
Weight — kg	83.0 ± 17.4	82.9 ± 17.4
Body-mass index	28.3 ± 5.2	28.3 ± 5.2

図 2　IMPROVE-IT 試験の患者背景
(Cannon CP et al: Ezetimibe Added to Statin Therapy after Acute Coronary Syndromes. N Engl J Med **372**: 2387-2397, 2015【PMID: 26039521】, Table 1 より一部引用)

　研究対象集団の年齢，性別，BMI など背景把握や，実際に論文結果を目の前の患者に適用する際，その背景ギャップを考察するのに役に立つ．一覧表でまとまっており，単語さえわかれば，容易に理解できるものなので，必ず目を通しておきたい．また，E 群，C 群

■ PECO は PICO ともいう．I は intervention（介入）である．すべての臨床研究は PECO を読み込むことから始まる．

▶ 名郷 Comment 8
当然ここにも患者群の平均的背景と個別の患者の背景にギャップがある．年齢だけをとっても，個別の患者は 50 歳であったり，70 歳であったりする．

■ 内的妥当性と外的妥当性（Ⅱ章 5）

IV章　クリニカルクエスチョン

> ▶ 名郷 Comment 9
> ランダム化では偶然のばらつき
> をコントロールできず，E群，
> C群に違いが生じることがあ
> る.

> ▶ 名郷 Comment 10
> PECO を探すためのキーワー
> ドとして，patient, receive,
> control, placebo, endpoint,
> outcome などに注目する.

で患者背景に大きなばらつきがないかどうかも確認しておこう[9, 10]（理由はII章6を参照）.

2）E: exposure, C: comparison

治療を「受ける」わけだから "receiving" というような単語はキーワードとなることも多い. また介入が薬剤である場合には投与量が記載されていることがほとんどである. やはり数値を追うことで，効率的に記載箇所を発見することができるだろう. 比較対照の記載箇所を探す場合，基本的には介入に関する記載と，"be compared with〜" というような表現で，対になって記載されていることが多い. プラセボ対照試験であれば，当然ながら "placebo" という単語は記載箇所を探すためのキーワードとなる. 論文抄録には以下のように記載されている.

The combination of simvastatin (40 mg) and ezetimibe (10 mg) (simvastatin-ezetimibe) was compared with simvastatin (40 mg) and placebo (simvastatin monotherapy).
シンバスタチン 40 mg とエゼチミブ 10 mg の併用（シンバスタチン＋エゼチミブ群）はシンバスタチン 40 mg とプラセボ併用（シンバスタチン単独療法群）と比較された.

つまり E はシンバスタチン＋エゼチミブ併用療法，C はシンバスタチン単独療法となる.

3）O: outcome

> ■ 一次アウトカムについてはII
> 章21を参照

"end point" や "outcome" などの単語がキーワードとなる. 最優先で確認すべき一次アウトカムは通常 "primary end point" あるいは "primary outcome" と書かれている. 論文抄録をみてみよう.

The primary end point was a composite of cardiovascular death, nonfatal myocardial infarction, unstable angina requiring rehospitalization, coronary revascularization (≥30 days after randomization), or nonfatal stroke. The median follow-up was 6 years.
心血管死亡，非致死性心筋梗塞，再入院を要する不安定狭心症，割り付けから 30 日以上経過後の冠動脈血行再建術，非致死的脳卒中. 中央値で 6 年追跡した.

> ▶ 名郷 Comment 11
> ここには1つ1つのアウトカ
> ムでは効果が検出できないほど
> 小さいという問題がある. 逆に
> 小さな効果でもあれば，と考え
> る多くの「私」がいるというこ
> とでもあるが.

なお，一次アウトカムは "composite of" となっており，複数のアウトカムを結合している複合アウトカム[11] である. また追跡は中央値で 6 年となっている. 必ず追跡期間も確認する.

> ▶ 名郷 Comment 12
> 効果の「実体」というとき，も
> しプラセボ効果があるとすれ
> ば，プラセボと比較しては「実
> 体」から遠ざかるという考えも
> ある.

❸ 盲検化されているか

❶で確認した箇所 "We conducted a double-blind, randomized trial" に「double-blind」と記載があり，二重盲検法[12] が採用さ

96

1. エゼチミブの有効性はどの程度か？

れているとわかる.

❹ 一次アウトカムは明確か

複合アウトカムではあるが，アウトカムが複数設定されているわけではなく，1つだけ設定されているので明確といえる．"The primary end point was～" と単数形記載であることからも，設定された一次アウトカム▶13 が1つであることがわかるだろう．これが複数設定されている場合，一次アウトカムの明確性は低いといわざるを得ず，統計的過誤の可能性を考慮せねばならない（Ⅱ章21参照）.

▶ 名郷 Comment 13
一次アウトカムは統計学的に重要であるが，何を一次アウトカムにするかは研究者である「私」によって決められる.

❺ 真のアウトカムを検討しているか

本研究は LDL コレステロール値などを評価したものではなく，死亡を含む臨床アウトカムを検討しており，真のアウトカムを検討しているといえるだろう.

❻ ITT（intent-to-treat）解析と追跡状況

ITT 解析▶14 されているかどうかと，追跡状況を確認することで，最終結果までランダム化が保持されているかどうかをチェックする.

ITT 解析が用いられているかどうかは，抄録で述べられていることは少ないが，多くの場合，論文の本文「Statistical Analysis」に記載がある．この論文にも

▶ 名郷 Comment 14
処方されただけで，実際に飲むか飲まないかわからないことを考えれば，ITT 解析はより「実体」に迫ろうという方向性がある.

All efficacy and safety analyses were performed in the intention-to-treat population.

と記載があり，ITT 解析がなされていたことがわかる．慣れるまでは，本文「Statistical Analysis」の記載箇所から "intention-to-treat" というキーワードを探すというスタンスで切り抜けよう．また追跡状況（follow-up）については本文「result」の "Patients" の末尾に

The percentage of potential follow-up that was achieved — calculated as (number of patient-years of follow-up ÷ potential patient-years of follow-up) × 100 — was 91% for the primary end point and 97% for all-cause mortality.

と記載があり，研究脱落もそれほど多くない印象である.

Ⅳ章　クリニカルクエスチョン

論文結果を考察する

　ここまで，6つの確認ポイントで研究の妥当性をみてきたが，結果に影響を及ぼすような致命的な問題はなさそうである．では，論文の結果をみていこう．

　論文の結果は本文の「Table 2. Primary, Secondary, and Individual End Points」（図3）がみやすいだろう．

　一次アウトカム以外にも二次アウトカムをはじめ複数のアウトカムの結果が示されているが，仮説検証的なアウトカムは一次アウトカムであり，Table 2の一番上のPrimary end pointである．得られた論文情報を簡略化したものが表2である．実際に論文を読む際は，このように自分で整理するとわかりやすい．また一次アウトカムのNNTについても図4にまとめた．治療必要数（NNT: Number Needed to Treat）は中央値6年の治療で50人である[15]．

　統計的には有意にイベントが減る[16]という結果になっているが，臨床的にはどうだろうか．95％信頼区間は「1」をまたがないものの，上限は0.99であり，相対危険減少で1％（$1-0.99=0.01$）しか減らないという結果である．作用機序から考えると合理的な薬物療法も，論文をあらためて読むとその臨床での効果は「あいまい」とはいえないだろうか．単純計算によるNNTは，心血管疾患複合アウトカム発症から1人救うために50人に6年間治療を行う必要があることを意味している．これは49人が6年間にわたり無駄に治療を受けたことと同義である．この結果を踏まえると，例え

▶名郷 Comment 15

相対利益は1.03（67.3/65.3），治療期待オッズは1.04 [（67.3+34.7）/（32.7+65.3）] と計算され，効果があるとしてもきわめて小さいことがさらに明らかになる．

▶名郷 Comment 16

統計学的検定という方法を採用するということが，そもそも適切なのかどうかこそが問われなければいけない．研究規模を大きくしていくことで，どんな小さな差でも統計学的に有意ということができるのだから．

Outcome	Simvastatin Monotherapy (N = 9,077)	Simvastatin-Ezetimibe (N = 9,067)	Hazard Ratio (95% CI)	P Value
	no. of patients (%)			
Primary end point: death from cardiovascular causes, major coronary event, or nonfatal stroke	2,742 (34.7)	2,572 (32.7)	0.936 (0.89-0.99)	0.016
Secondary end points				
Death from any cause, major coronary event, or nonfatal stroke	3,246 (40.3)	3,089 (38.7)	0.95 (0.90-1.0)	0.03
Death from coronary heart disease, nonfatal MI, urgent coronary revascularization ≥30 days	1,448 (18.9)	1,322 (17.5)	0.91 (0.85-0.98)	0.02
Death from cardiovascular causes, nonfatal MI, hospitalization for unstable angina, all revascularization ≥30 days, nonfatal stroke	2,869 (36.2)	2,716 (34.5)	0.95 (0.90-1.0)	0.04
Tertiary end points				
Death from any cause	1,231 (15.3)	1,215 (15.4)	0.99 (0.91-1.07)	0.78

図3　主な論文結果

（Cannon CP et al: Ezetimibe Added to Statin Therapy after Acute Coronary Syndromes. N Engl J Med **372**: 2387-2397, 2015【PMID: 26039521】, Table 2より一部引用）

表2 主な結果のまとめ

アウトカム	スタチン＋エゼチミブ群（9,067人）	スタチン＋プラセボ群（9,077人）	ハザード比[95%信頼区間]
一次アウトカム	2,572人（32.7％）	2,742人（34.7％）	0.936[0.89～0.99] ▶17
総死亡※	1,215人（15.4％）	1,231人（15.3％）	0.99[0.91～1.07]

※一次アウトカムではない．
（Cannon CP et al; IMPROVE-IT Investigators: Ezetimibe Added to Statin Therapy after Acute Coronary Syndromes. N Engl J Med **372**: 2387-2397, 2015【PMID: 26039521】より作成）

▶ 名郷 Comment 17

1,000のイベントを936に減らすほど有効だということに，一体1,000人のうち何人が同意するか考えたい．

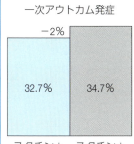

[NNTの計算]
34.7－32.7＝2％
100人治療すれば2人の一次アウトカム発症を防げる．
1人の一次アウトカム発症を防ぐには50人治療が必要．
治療必要数NNT＝50人（中央値6年）．

図4 一次アウトカムの治療必要数（NNT）

■ NNTについてはⅡ章16を参照

急性冠症候群を起こしたようなハイリスクな患者であってもエゼチミブをスタチン療法に上乗せで使うかどうか，簡単には答えが出ないことがわかるだろう．

学会の診療指針とのギャップ

では最後にIntroductionで紹介した，ADAの糖尿病診療指針[3]における，エゼチミブの解説部分と比較してみよう．やや長いが，以下に全文を引用する．

Combination Therapy for LDL Cholesterol Lowering
Statins and Ezetimibe

The IMProved Reduction of Outcomes: Vytorin Efficacy International Trial (IMPROVE-IT) was a randomized controlled trial comparing the addition of ezetimibe to simvastatin therapy versus simvastatin alone. Individuals were ≥50 years of age who experienced an ACS within the preceding 10 days and had an LDL cholesterol level ≥50 mg/dL (1.3 mmol/L).

In those with diabetes (27%), the combination of moderate-intensity simvastatin (40 mg) and ezetimibe (10 mg) showed a significant reduction of major adverse cardiovascular events with an absolute risk reduction of 5% (40% vs. 45%) and RR reduction of 14% (RR 0.86 [95% CI 0.78-0.94]) over moderate-intensity simvastatin (40 mg) alone. Therefore, for people meeting IMPROVE-IT eligibility criteria who can only tolerate a moderate-dose statin, the addition of ezetimibe to statin therapy should be considered.

(American Diabetes Association: 8. Cardiovascular Disease and Risk Management. Diabetes Care 39 (Suppl 1): 60-71, 2016【PMID: 26696684】より引用)

前半は本項で取り上げた論文（IMPROVE-IT試験）に関する概要，そして後半（太字部分）がその結果についての言及箇所である．要約すると，この研究に参加した患者のうち27％に当たる糖尿病を有する参加者では，シンバスタチン40 mgとエゼチミブ10 mgの併用群はシンバスタチン単独群に比べて，主要心血管イベントを14％低下（相対危険0.86［95％信頼区間0.78〜0.94］）させることができ，この研究の参加基準を満たすような人ではスタチン＋

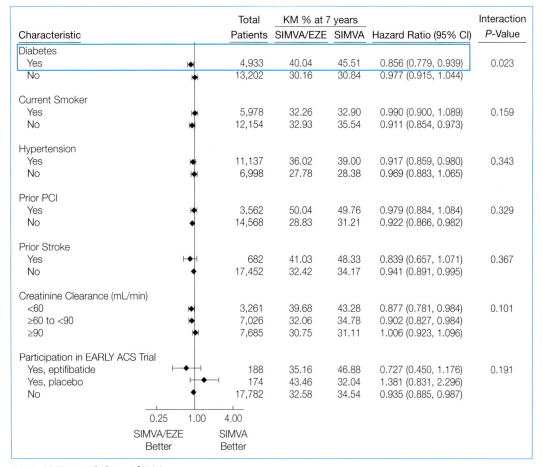

図5　結果のサブグループ解析

(Cannon CP et al: Ezetimibe Added to Statin Therapy after Acute Coronary Syndromes. N Engl J Med **372**: 2387-2397, 2015 【PMID: 26039521】Supplementary Appendix，Fig S2Bより引用)

エゼチミブ併用療法を考慮すべきと記載されている.

　先ほど考察した IMPROVE-IT 試験結果のあいまい性に比べるとかなり明確な記載のように思える. このギャップはどういうことだろうか. 記載内容をもう少し点検してみよう. この糖尿病を有する参加者で主要心血管イベントが14％低下, という記載は IMPROVE-IT 試験の本文にはなく, 実は補足資料 (Supplementary Material) のほうに記載されている (図5).

　その補足資料をみると, 糖尿病を有する人での解析では確かに, 主要心血管イベントが14％減るという結果になっているが, これはあくまでもサブグループ解析の結果であり, 仮説生成であって, 検証された仮説ではない[18]. この結果をもってして, 糖尿病患者にスタチン＋エゼチミブ併用療法で心血管イベントが抑制できると結論することは難しい印象だ. なお, この解説部分では一次アウトカムの結果に関する言及は皆無である. 学会のステートメントといえど, その根拠に引用されているデータには, エゼチミブの使用を考慮したい, というような関心に大きな影響を受けているとはいえないだろうか. 同じ論文データを前に, エゼチミブの使用を考慮したいという関心が働けば, あいまいな一次アウトカムの結果よりも明確なサブグループ解析の結果 (図5) に価値を見出していくという側面が垣間見える. 控えめに言っても糖尿病患者において, スタチンにエゼチミブの上乗せを考慮せよというのは, 薬剤効果を存在論的に考えている端的な例といえよう.

　スタチンとエゼチミブの併用療法については, 真のアウトカムを検討した代表的な論文[5, 6]もあわせて読みながら, さらに掘り下げて考察してみるとよいだろう[19].

▶ 名郷 Comment 18

統計学的に検証はされていないが, それは治療の実体がないということではない. イベント率が高い分, 絶対危険でみたときの効果は大きいかもしれない. もちろんそれは統計学的に有意であっても, 仮説生成されたに過ぎないのであるが.

▶ 名郷 Comment 19

たくさん読むと, 治療の実体に迫れる. というような考え方が妥当かどうか, よく考えてみる必要がある.

■ 引用文献

1) Ballantyne CM et al: Effect of ezetimibe coadministered with atorvastatin in 628 patients with primary hypercholesterolemia: a prospective, randomized, double-blind trial. Circulation **107**: 2409-2415, 2003 【**PMID: 12719279**】

2) Miettinen TA et al: Serum noncholesterol sterols during inhibition of cholesterol synthesis by statins. J Lab Clin Med **141**: 131-137, 2003 【**PMID: 12577049**】

3) American Diabetes Association. 8. Cardiovascular Disease and Risk Management. Diabetes Care **39** (Suppl 1): S60-71, 2016 【**PMID: 26696684**】

4) Cannon CP et al; IMPROVE-IT Investigators: Ezetimibe Added to Statin Therapy after Acute Coronary Syndromes. N Engl J Med **372**: 2387-2397, 2015 【**PMID: 26039521**】

5) Rossebø AB et al; SEAS Investigators: Intensive lipid lowering with simvastatin and ezetimibe in aortic stenosis. N Engl J Med **359**: 1343-1356, 2008 【**PMID: 18765433**】

6) Baigent C et al: The effects of lowering LDL cholesterol with simvastatin plus ezetimibe in patients with chronic kidney disease (Study of Heart and Renal Protection): a randomised placebo-controlled trial. Lancet **377**: 2181-2192, 2011 【**PMID: 21663949**】

IV章　クリニカルクエスチョン

2 | 心血管疾患に対する低用量アスピリンの一次予防効果は？

Introduction

アスピリンは，シクロオキシゲナーゼ（cyclooxygenase：COX）を不可逆的に阻害し，血小板のトロンボキサン A_2 の産生を抑制することで，血小板凝集を抑制し，血小板血栓の形成を阻止する．また一方で，COX 阻害作用は，プロスタサイクリンの生成も抑制し，血小板凝集抑制作用が減弱する可能性も指摘されている．このような，相反する作用を俗に「アスピリンジレンマ」と呼ぶが，抗血小板効果を期待してアスピリンを使用する際には，これらの薬理作用を考慮して低用量で投与されることが一般的である．

薬理作用はともかく，低用量アスピリンを投与する真の目的は抗血小板効果の発現ではない[1]．それによって心血管疾患や脳血管疾患を予防することが肝要である．その予防的効果については2009 年に報告されたメタ分析[1]で，血管疾患の既往がない患者に対する一次予防効果よりも，血管疾患既往のある患者に対する二次予防効果のほうが高いことが示されている[2]．

わが国で使用可能な低用量アスピリン製剤についても，厳密には血管疾患の二次予防に対する適応しかない．さらに，低用量アスピリン各製剤の添付文書には「健常人を対象とした一次予防を目的とした抗血小板療法の有効性は確立されていない」と記載がある．

とはいえ，あくまで"健常人"を対象にした場合であり，血栓・塞栓の形成を阻害するという薬理作用に基づけば，糖尿病，高血圧，脂質異常などを有するハイリスク患者に，アスピリンによる予防的治療には全く効果がないとするのも極端かもしれない．低用量アスピリンは俗に「血液サラサラの薬」などといわれ，何か健康的なイメージすらある．

医療技術の進歩は病気の早期発見・早期治療という流れを加速させたが，（念のための）画像検査で，将来的に血管が詰まりそうだ，というような血栓・塞栓ハイリスク患者において，低用量アスピリンの投与を開始することは現実には多いかもしれない．

2016 年 4 月に米国内科学会誌に掲載された，米国予防医学専門委員会（U.S. Preventive Services Task Force）による低用量アスピリンの心血管疾患の一次予防に関する推奨では，10 年間の心血管疾患発症リスクが 10% 以上で，10 年以上の余命が想定でき，出血リスクが高くない患者において，年齢別に以下のように推奨されて

▶ 名郷 Comment 1

病態生理は仮説に過ぎない．

▶ 名郷 Comment 2

効果の有無判断が，エフェクトサイズの問題か，統計学的なものか，多面的に考える必要がある．一次予防ではイベント率が低いためにより大規模でないと統計学的な有意差が検出されないだけかもしれない．また相対危険でみれば，似たようなエフェクトサイズの可能性はあるが，治療必要数でみれば，イベント率が高い二次予防で効果が高いのはほとんど自明である．

- 50歳〜59歳の成人では，低用量アスピリンの使用を検討すべき（推奨グレード B）
- 60歳〜69歳の成人でも，個別の状況に応じて投与が検討できる（推奨グレード C）

Population	Adults aged 50 to 59 y with a ≥ 10% 10-y CVD risk	Adults aged 60 to 69 y with a ≥ 10% 10-y CVD risk	Adults younger than 50 y	Adults aged 70 y or older
Recommendation	Initiate low-dose aspirin use. Grade: B	The decision to initiate low-dose aspirin use is an individual one. Grade: C	No recommendation. Grade: I (insufficient evidence)	No recommendation. Grade: I (insufficient evidence)

図 1　低用量アスピリンと心血管疾患一次予防に関する米国予防医学専門委員会の推奨
(Bibbins-Domingo K; U.S. Preventive Services Task Force: Aspirin Use for the Primary Prevention of Cardiovascular Disease and Colorectal Cancer: U.S. Preventive Services Task Force Recommendation Statement. Ann Intern Med **162**: 836-845, 2016【PMID: 27064677】より引用)

いる（図 1）[2,3].

　なお，米国予防医学専門委員会の推奨グレード▶3 を簡単にまとめると，「A：ベネフィットが高く推奨」「B：ベネフィットがあり推奨」「C：個別の状況に応じて推奨」「D：推奨できない」「I：評価不十分」となる．この推奨に基づけば，年齢や潜在的なリスクを考慮したうえで，心血管疾患の一次予防としてアスピリンを投与することは，医学的にも正しい判断となることもあり得る．ただ，心血管疾患リスクが欧米に比べても潜在的に低い日本人に対してこの推奨が妥当するかどうか，議論の余地はあるかもしれない．

　2008年に日本人を対象にした低用量アスピリンの心血管疾患一次予防に対する有効性・安全性についての，ランダム化比較試験[4]（RCT）が報告されており，それを含むメタ分析[5]も2012年に報告されている．いずれもこのテーマを考えるうえで必読の論文である．

▶ 名郷 Comment 3
推奨はいろいろな「私」の集合の議論によってもたらされる．

論文を読んでみよう

> ● **Low-dose aspirin for primary prevention of cardiovascular events in Japanese patients 60 years or older with atherosclerotic risk factors: a randomized clinical trial.**
> Ikeda Y et al: JAMA **312**: 2510-2520, 2014【PMID: 25401325】

　本項では文献4と同様に日本人を対象とした大規模臨床試験（JPPP試験）[6] を取り上げ，前項に引き続き，論文の読み方について掘り下げていく．

　さらに，薬剤師の立場でエビデンスを活用しながら，薬物治療にどうかかわっていくか，若干の考察を加えたい．なおこの論文はインターネット上で全文が無料で閲覧可能である．Ⅱ章を参考に，論文にアクセスし，全文をみながら読み進めていくとよいだろう．

Ⅳ章　クリニカルクエスチョン

■ RCTのチェックポイント
❶ ランダム化されているか
❷ 論文のPECOは何か
❸ 盲検化されているか
❹ 一次アウトカムは明確か
❺ 真のアウトカムを検討して
　いるか
❻ Intention-to-treat解析と追跡
　状況

ランダム化比較試験（RCT）を読むポイント

　RCTの概要や論文の基本的な読み方についてはⅣ章1で解説している．ここでは復習も兼ねて，簡単に確認していこう．論文情報の妥当性吟味において，最低限確認すべきは6つのポイントであった．順番に確認していく．

❶ ランダム化されているか

　まずは論文タイトルを確認しよう．論文タイトルに研究デザインが記載されていることがあるからだ．

Low-dose aspirin for primary prevention of cardiovascular events in Japanese patients 60 years or older with atherosclerotic risk factors: a randomized clinical trial.

　"a randomized clinical trial"と記載されており，RCTであることがわかるであろう．論文抄録「DESIGN, SETTING, AND PARTICIPANTS」にも"randomized, parallel-group trial"と記載されている．

❷ 論文のPECOは何か

　対象患者（Patient），介入／曝露（exposure），比較対照（comparison），検討されたアウトカム（outcome）の4つの要素を確認しよう．

1) patient

　"patient"という単語と「数字」を追うとすぐに記載箇所がみつかる．論文抄録の「DESIGN, SETTING, AND PARTICIPAN」には

Patients (N = 14,464) were aged 60 to 85 years, presenting with hypertension, dyslipidemia, or diabetes mellitus recruited by primary care physicians at 1,007 clinics in Japan between March 2005 and June 2007

と記載がある．つまり，高血圧，脂質異常症，糖尿病を有する60～85歳の日本人14,464人[4]である．本文Table 1に記載されている患者背景も合わせて確認しておこう（図2）．平均年齢など，対象患者の具体的な背景が確認できる．

2) exposure, comparison

　介入／曝露，比較対象は，ともに論文抄録の「INTERVENTIONS」に記載がある．

Patients were randomized 1:1 to enteric-coated aspirin 100 mg/d

▶ 名郷 Comment 4

日本でも1万人を超えるような大規模試験が行われるようになったことは喜ぶべき点もあるが，1万人以上を対象としなければ検討できないほど小さな効果を検出しようとしているという点も見逃してはならない．大規模な研究で検証された仮説はより妥当性が高いと思われるかもしれないが，それは単に統計学的にというだけである．個別の患者にとっては小さな効果しかない治療という点で，臨床への適用は大規模であるほど困難になる面もある（Ⅱ章21「複合アウトカム」も参照）．

104

2. 心血管疾患に対する低用量アスピリンの一次予防効果は？

	Aspirin (n = 7,220)	No Aspirin (n = 7,244)
Patient demographics		
Age, mean (SD), y	70.6 (6.2)	70.5 (6.2)
Age, No. (%)		
<70 y	3,234 (44.8)	3,259 (45.0)
≥70 y	3,986 (55.2)	3,985 (55.0)
Men, No. (%)	3,055 (42.3)	3,068 (42.4)
Waist circumference, mean (SD), cm	85.2 (9.9)	84.7 (10.0)
Weight, mean (SD), kg	58.7 (10.4)	58.6 (10.3)
BMI ≥25, No. (%)	2,644 (36.6)	2,604 (35.9)
Risk factors for vascular events, No. (%)		
HT	6,133 (84.9)	6,145 (84.8)
DL	5,198 (72.0)	5,200 (71.8)
DM	2,445 (33.9)	2,458 (33.9)
HT and DL	4,276 (59.2)	4,264 (58.9)
DL and DM	1,794 (24.8)	1,798 (24.8)

図2　JPPP 試験の患者背景 [5, 6]

(Ikeda Y et al: Low-dose aspirin for primary prevention of cardiovascular events in Japanese patients 60 years or older with atherosclerotic risk factors: a randomized clinical trial. JAMA **312**: 2510-2520, 2014 【PMID: 25401325】, Table 1 より一部引用)

or no aspirin in addition to ongoing medications.

　既存の治療に，腸溶性アスピリン 100 mg／日の追加投与が exposure であり，アスピリンの追加投与なしが comparison である．ここでも 1：1 にランダム化したと記載があり，RCT であることがわかるだろう．

3) outcome

論文抄録の「MAIN OUTCOMES AND MEASURES」に記載がある．

Composite primary outcome was death from cardiovascular causes (myocardial infarction, stroke, and other cardiovascular causes), nonfatal stroke (ischemic or hemorrhagic, including undefined cerebrovascular events), and nonfatal myocardial infarction. Secondary outcomes included individual end points.

　心血管疾患死亡，非致死的脳卒中，非致死性心筋梗塞の複合アウトカム[7] が一次アウトカムである．なお追跡期間に関しては抄録の「RESULTS」に

the study was terminated early by the data monitoring committee

---

▶ 名郷 Comment 5

JAMA の抄録は細かい見出しに分けられており，「PARTICIPANTS」から P を，「INTERVENTIONS」から E および C を，「MAIN OUTCOMES」から O を容易に読み込める．

▶ 名郷 Comment 6

患者背景の表は，統計学的検定をしないのが普通である「メモ」．実数に差があるのかどうか，臨床的な観点からみていけばよい．

■ 青島 Memo：
　その理由は II 章 22「多重検定の問題」を参照．

▶ 名郷 Comment 7

複合アウトカムが使われるのも，イベント率が低く，絶対危険が小さいことを示している．この背景には，小さな差であっても，効果があるといいたい研究者やメーカー（構造主義科学論でいう「私」）がある．

after a median follow-up of 5.02 years (interquartile range, 4.55-5.33)

と記載があり，中央値で5.02年であったことがわかる．

❸ 盲検化されているか

結論から言うと，この研究では二重盲検法は採用されていない．既存の治療にアスピリンを上乗せした群と，しない群を比較しており，プラセボを用いていない[8]のだ．論文抄録「DESIGN, SETTING, AND PARTICIPANTS」には

The Japanese Primary Prevention Project (JPPP) was a multicenter, open-label, randomized, parallel-group trial.

と記載があり，盲検化試験でないこと（open-label：盲検化されておらず，被験者も観察者もどちらがどの介入を受けているか知っている"オープン"な研究デザイン）が記載されている．論文本文の「Study Design」の項目をみてみよう．最終段落に以下の記載がある．

Study end points were assessed centrally and biannually by an expert, multidisciplinary event adjudication committee that was blinded to treatment assignments in accordance with the Prospective Randomized Open Blinded Endpoint (PROBE) trial design. A placebo-controlled study design was not used because the Japan Pharmaceutical Affairs Law limits the use of placebo in large, physician-led studies of approved products such as aspirin.

PROBE（Prospective Randomized Open Blinded-Endpoint）デザインと書かれている．これはStudy end point，つまりアウトカムの評価を，割り付けを知らない第三者が評価することによってバイアスを制御しようとするものである（Ⅱ章19参照）．アスピリンのように広く使用されている薬剤はプラセボの使用が倫理的に許可されなかった，というのがこのPROBEデザイン採用の理由となっている．

PROBEには主観的な要素を含むアウトカムの設定はあまり望ましいとはいえないが，本研究においても，非致死的脳卒中[9]，非致死性心筋梗塞というアウトカムについては議論の余地があるかもしれない．

❹ 一次アウトカムは明確か

"Composite primary outcome was……"と記載があり，be動詞

▶ 名郷 Comment 8

プラセボ効果があると仮定するならば，実際の臨床ではプラセボを使うことはなく，プラセボを使わないほうが，より臨床上の効果に近いものを検討できるかもしれない．

▶ 名郷 Comment 9

症状だけで判定される一過性脳虚血発作を含むと，PROBE法を用いた研究では大きなバイアスとなる．

2. 心血管疾患に対する低用量アスピリンの一次予防効果は？

は単数形である．複合アウトカムではあるが，一次アウトカムは1つだけ設定されており，統計的には明確といえる．

❺ 真のアウトカムを検討しているか

心血管死亡や心筋梗塞，脳卒中発症は，基本的には真のアウトカムと考えてよいだろう．

❻ ITT（intent-to-treat）解析と追跡状況

本文「Statistical Analyses」を確認する．

All primary, secondary, and subgroup analyses were assessed using a modified intention-to-treat population [10].

と記載があり，厳密なITT解析ではないようだ．続いて，以下のように記載されている．

As a result of this assessment, the modified intention-to-treat population excluded the following patients: those who were randomized in error (did not meet the study entry criteria or had withdrawn consent), patients who could not be followed up owing to investigator or clinic circumstances (death of investigators or clinical closures), and patients with certain major systematic protocol violations or deviations

研究参加の同意を撤回した人や，追跡不能者，重大なプロトコル違反のあった人などは解析に含めていない．追跡状況については，本文「Figure 1」のトライアル・プロフィール（図3）をみるとよいだろう．解析組み入れ数は14,464人（7,220人＋7,244人）であり（破線内），除外された人数はかなり少ない印象だが，研究脱落は（791人＋753人＝1,544人）と10％を超えており（枠内），決して少なくない印象である [11]．

論文結果を考察する

では論文結果をみてみよう．主要な結果を図4に示す．

一次アウトカムのハザード比は0.94［95％信頼区間0.77〜1.15］と有意な差は出ていない（図4破線内）．高血圧，脂質異常症，糖尿病を有する60〜85歳の日本人に対する低用量アスピリンの効果は明確に示されていない [12] のである．

結果に有意な差がない場合，研究のサンプルサイズを確認しておこう．本当に差があるのに差がないとするβエラーの可能性もあるからだ（II章21参照）．本文「Statistical Analyses」1行目から記

▶ 名郷 Comment 10

"modified" というのは，厳密にはITTではないということである．ここにもITTであると言いたい「私」の「コトバ」の問題がある．

▶ 名郷 Comment 11

これはイベント数と比較するとよい．一次アウトカムが両群とも200／7,000＝3％程度である点を考慮すると，10％の脱落は大きなバイアスとなりうる．

▶ 名郷 Comment 12

これを効果なしという方向で考えるのは間違っている．信頼区間の下限は0.77で23％イベントを減らすかもしれないのである．しかし仮にその下限の効果があるとしても，相対利益，治療期待オッズを計算すると，それぞれ1.007（イベントを起こさない人1,000人に対し，アスピリン投与では1.007人），1.013（アスピリンによってイベントを起こさなかった人とアスピリンなしでイベントを起こした人の和1,013人に対して，アスピリンを服用してもイベントを起こした人とアスピリンなしでイベントを起こさなかった人の和が1,000人）とほとんど効果がないように示すこともできる．

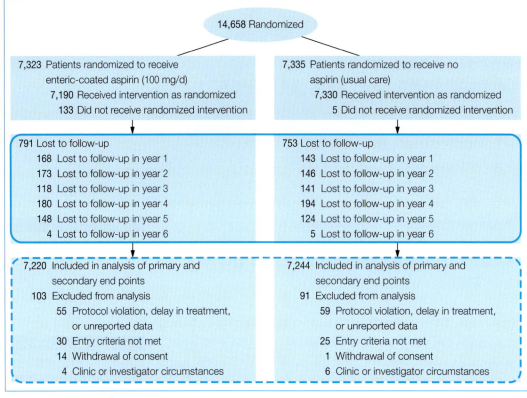

図3 トライアル・プロフィール
(Ikeda Y et al: Low-dose aspirin for primary prevention of cardiovascular events in Japanese patients 60 years or older with atherosclerotic risk factors: a randomized clinical trial. JAMA **312**: 2510-2520, 2014【PMID: 25401325】, Fig 1 より引用)

▶ 名郷 Comment 13

これはあくまで検定推定統計の話で，二次予防での有効性を考えれば，一次予防が有効という仮説の事前確率が80%くらい高いと仮定したとき，統計学的に有意な差がない場合でもベイズ統計で計算される有効である事後オッズ＝(8／2)×(20／95)＝80／95，事後確率は80／(80＋95)＝46%となる．

載があるが，簡単に述べると，20%の差を検出するためにα0.05，β0.8で14,960人と見積もられている．本研究では14,658人が集められており，サンプルサイズはほぼ満たしていると考えてよいだろう．βエラーである可能性[13]はそれほど高くはない印象だ．

有害事象はどうであろうか．二次アウトカムではあるが，輸血や入院を必要とするような重篤な頭蓋外出血は1.85倍，有意に増加している(図4枠内)．当然ながら消化器系の有害事象も多いという結果になっている(図5)．

薬剤師の立場で論文情報をどう活用するか

血液サラサラというイメージのわりに，糖尿病や脂質異常症，高血圧を有する患者に一次予防としてのアスピリンの効果はあいまいである．胃腸障害や出血リスクなどを踏まえれば，あいまいであるというよりむしろ，無益で有害ともいえるのではないだろうか．文献4，文献5についてもほぼ同様の結果になっており，例えリスク因子があったとしても心血管疾患一次予防に対してはルーチンで用いるべき薬剤ではない印象だ．

2. 心血管疾患に対する低用量アスピリンの一次予防効果は？

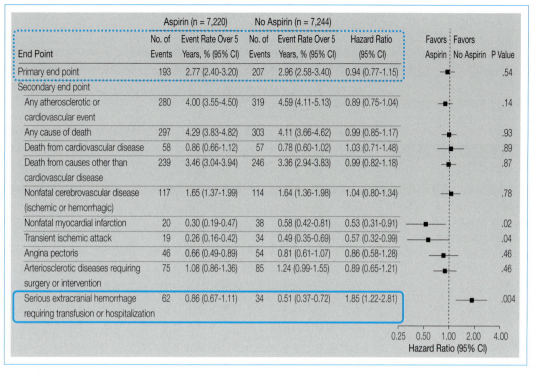

図4 主な研究結果
(Ikeda Y et al: Low-dose aspirin for primary prevention of cardiovascular events in Japanese patients 60 years or older with atherosclerotic risk factors: a randomized clinical trial. JAMA **312**: 2510-2520, 2014 【PMID: 25401325】, Fig 4 より引用)

	Aspirin (n = 7,323) No. (%) [95% CI]	No Aspirin (n = 7,335) No. (%) [95% CI]	P Value
Stomach/abdominal discomfort	335 (4.57) [4.11-5.08]	175 (2.39) [2.05-2.76]	<.001
Heartburn	202 (2.76) [2.40-3.16]	137 (1.87) [1.57-2.20]	<.001
Gastroduodenal ulcer	191 (2.61) [2.26-3.00]	91 (1.24) [1.00-1.52]	<.001
Stomach/abdominal pain	168 (2.29) [1.96-2.66]	81 (1.10) [0.88-1.37]	<.001
Reflux esophagitis	160 (2.18) [1.86-2.55]	125 (1.70) [1.42-2.03]	.04
Gastrointestinal hemorrhage	103 (1.41) [1.15-1.70]	31 (0.42) [0.29-0.60]	<.001
Erosive gastritis	89 (1.22) [0.98-1.49]	40 (0.55) [0.39-0.74]	<.001
Nausea	79 (1.08) [0.85-1.34]	50 (0.68) [0.51-0.90]	.01
Stomach/abdominal pressure	31 (0.42) [0.29-0.60]	21 (0.29) [0.18-0.44]	.17

図5 主な有害事象報告
(Ikeda Y et al: Low-dose aspirin for primary prevention of cardiovascular events in Japanese patients 60 years or older with atherosclerotic risk factors: a randomized clinical trial. JAMA **312**: 2510-2520, 2014 【PMID: 25401325】, Table 3 より引用)

　2016年にはこのJPPP試験の二次解析が報告されており，アスピリンとの脳卒中のリスク／ベネフィットが検討されている．その結果，アスピリンは脳梗塞もしくは一過性脳虚血発作を有意に減らさないだけでなく，頭蓋内出血を増加させる傾向にあることが示された（ハザード比1.463［95％信頼区間0.956〜2.237］[7]．ちなみに文

IV章　クリニカルクエスチョン

献1でもアスピリンの脳卒中一次予防効果は不明であることが示されている.

　米国予防医学専門委員会の推奨がどうあれ，少なくとも日本人高齢者において，一次予防に対するアスピリンはリスクこそあれ，ベネフィットはあまり多くないだろうことが複数の研究で示されている事実は軽視できまい.

　しかしながら，一次予防なのか，二次予防なのか，判然としない低用量アスピリンの漫然使用[14]は，薬剤師の日常業務でも高頻度で遭遇するように思われる. 例えば，過去に胸痛発作（何が原因か不明だが）を経験し，その際にとりあえず，硝酸製剤が頓服で出されて，その後は特に変わらず，薬も飲んでいない……. というような，謎めいた狭心症の既往を有する患者へのアスピリン投与は，果たして一次予防なのか，二次予防なのか，微妙なところである. あるいは，何となく頭痛がするからMRIによる画像検査をしたところ，いわゆる"隠れ脳梗塞らしきもの"がみつかったから，とりあえず，アスピリンを飲んでおきましょう，というようなことはあり得るのではないか. 例え，ラクナ梗塞であっても，まずは血圧管理を最優先とすべきであり，出血リスクの観点から安易な抗血小板薬の使用は推奨できないように思える.

　このような状況において，論文情報をどう活用すればよいだろうか. 薬剤師の立場で考察してみよう. この場合，処方権のない薬剤師にとって，医師との論文情報共有は必須であることに間違いはない. 薬剤師が単独で薬物治療の継続要否を決定できるわけではないからだ.

　一次予防か二次予防かよくわからない症例に対して，低用量アスピリンを処方し続ける医師の想いはどうであろうか. そこには，根拠はどうあれ，何がしかの効果が期待できるという確信があるに違いない[15]. つまり決して悪意で処方しているわけではないし，ガイドラインや米国予防医学専門委員会の推奨を重視しているのかもしれない.

　薬剤効果に対する価値観の編みかえの1つの方法論として提案したいのが，処方医が抱く確信の根拠に論文情報を付け加えていく，という作業である. アスピリンは有効だという疑念の余地なき信念に対して，エビデンス情報は少なからず可謬性をもたらす. 関連するいくつかの論文を時系列でレビューし，必要に応じて論文の図表などを引用しながら，薬剤師と医師がエビデンス情報を共有することで，薬物治療に対する価値観が編みかえられる可能性があるとはいえないだろうか.

　臨床判断には医療者が重視している何らかの「価値観」が付着している. その「価値観」を形成するものは医師の臨床経験であったり，患者の想いや環境かもしれない. そこに論文情報という価値観を添えるのだ. もちろん米国予防医学専門委員会の推奨についても

▶ 名郷 Comment 14

「漫然使用」と言われてわかることであるが，「漫然不使用」とは言わない. こういうところにも，医療は常に「使用する」という方向に向いていることが示されている.

▶ 名郷 Comment 15

こういうところに医師が薬の効果を「存在論的」に考える面が垣間見える. 事実，5年間のイベント率は対照群で2.96%，アスピリン群で2.77%と，アスピリン群で0.19%少ないという効果が「ある」と示されている. さらに大規模な臨床試験を組めば，統計学的に有意な効果として示すこともできるだろう. ただその場合には出血も有意に増加という結果になるかもしれない.

情報提供すべきだろう．それによってアスピリンが使用中止される
のか，それとも継続されるのか，どのような判断が下されるのかは
わからない．しかし，最終的な判断そのものに価値があるわけでは
ない．

　臨床判断は常に誤りうるものであるという認識は重要だ．知識に
ついてのあらゆる主張は，原理的には誤りうるという "可謬主義"
の立場は臨床現場によくフィットする．論文情報が示すことが必ず
しも正しい[16]わけではなく，薬剤効果にかかわる臨床判断は常に
暫定的でしかない[17]．

　大事なのは，結果そのものではなく，結果に至るまでのプロセス
であり，そのプロセスの中にこそ薬剤師の専門性があるのではない
かと筆者は考える．

■ 引用文献

1) Antithrombotic Trialists' (ATT) Collaboration; Baigent C et al: Aspirin in
the primary and secondary prevention of vascular disease: collaborative
meta-analysis of individual participant data from randomised trials. Lancet
373: 1849-1860, 2009 【**PMID: 19482214**】

2) Bibbins-Domingo K; U.S. Preventive Services Task Force: Aspirin Use for
the Primary Prevention of Cardiovascular Disease and Colorectal Cancer:
U.S. Preventive Services Task Force Recommendation Statement. Ann
Intern Med **162**: 836-845, 2016 【**PMID: 27064677**】

3) Aspirin Use to Prevent Cardiovascular Disease and Colorectal Cancer:
Preventive Medication. Release Date: April 2016
（http://www.uspreventiveservicestaskforce.org/Page/Document/Update-
SummaryFinal/aspirin-to-prevent-cardiovascular-disease-and-cancer）

4) Ogawa H et al: Low-dose aspirin for primary prevention of atherosclerotic
events in patients with type 2 diabetes: a randomized controlled trial. JAMA
300: 2134-2141, 2008 【**PMID: 18997198**】

5) Seshasai SR et al: Effect of aspirin on vascular and nonvascular outcomes:
meta-analysis of randomized controlled trials. Arch Intern Med **172**: 209-
216, 2012 【**PMID: 22231610**】

6) Ikeda Y et al: Low-dose aspirin for primary prevention of cardiovascular
events in Japanese patients 60 years or older with atherosclerotic risk factors:
a randomized clinical trial. JAMA **312**: 2510-2520, 2014 【**PMID: 25401325**】

7) Uchiyama S et al: Aspirin for Stroke Prevention in Elderly Patients With
Vascular Risk Factors: Japanese Primary Prevention Project. Stroke **47**:
1605-1611, 2016 【**PMID: 27165949**】

▶ 名郷 Comment 16

薬の効果について，正しい／正
しくないという二分法は，「存
在論的」な判断である．

▶ 名郷 Comment 17

効果の判断は「認識論的」にし
かできないということでもあ
る．臨床試験でとらえることが
できるのは，「現象」を，研究
者たる「私」が，統計学的な
「コトバ」に，置き換えたもの
に過ぎない．

Ⅳ章　クリニカルクエスチョン

3 | 長時間作動型 β_2 刺激薬の長期投与の安全性は？

Introduction

　気管支喘息や慢性閉塞性肺疾患（COPD）の治療に長期管理薬として用いられる長時間作動型 β_2 刺激薬は，気管支拡張作用をもたらし，発作や増悪を予防することで，患者の呼吸機能を良好に保つと考えられる．しかし，わが国で使用されている主要な薬剤の1つサルメテロール吸入製剤の添付文書の「その他の注意」[▶1] には以下のような記載がある．

> 「米国で実施された喘息患者を対象とした28週間のプラセボ対照多施設共同試験において，主要評価項目である呼吸器に関連する死亡と生命を脅かす事象の総数は，患者集団全体ではサルメテロール（エアゾール剤）群とプラセボ群の間に有意差は認められなかったものの，アフリカ系米国人の患者集団では，サルメテロール群に有意に多かった．また，副次評価項目の1つである喘息に関連する死亡数は，サルメテロール群に有意に多かった．」

　つまり，アフリカ系米国人においてはサルメテロールの使用で呼吸器に関する死亡と生命を脅かす事象が有意に多いことが示唆されている[1]．

　少なくとも日本人で示されたものではない[▶2] ので，わが国での使用においては問題ないと考えてもよいのだろうか．あるいは，そもそも偶然そういった結果になってしまったのだろうか．それにしても死亡のリスク上昇とはやや衝撃とはいえないだろうか．長期間作動型 β_2 刺激薬は確かに呼吸器症状を改善し，症状の増悪頻度を減らすかもしれない．しかし，死亡のリスクを増やしてしまうのならば，その治療は医学的に正当化されるであろうか．

　「ステロイド吸入を併用していれば安全に使用できるのではないか」という意見もあるだろう．上記研究はサルメテロール単独使用においてリスクの懸念を示唆したものであり，ステロイドを併用していれば，安全に使用できる可能性はある．これについては2010年に米国食品医薬品局（US Food and Drug Administration：FDA）も勧告を行っており，吸入ステロイドの使用なしでの長時間作動型 β_2 刺激薬単独使用は禁忌としている[2]．

　2010年にはさらに衝撃的なメタ分析の論文[3] も報告されてい

▶ 名郷 Comment 1

死亡を増やすかもしれないという記載を，「その他の注意」に記載するような添付文書を，「私」たちが作っているという「現象」を見逃してはならない．

▶ 名郷 Comment 2

もちろん，日本人で安全ということも示されていない．

112

3. 長時間作動型 β_2 刺激薬の長期投与の安全性は？

る[3]．メタ分析論文の具体的な読み方については，IV章5で詳細に解説するが，本論文は臨床上，特に重要な論文と思われるので簡単にその概要について触れておく．

すでに解説したように，メタ分析は複数の研究を統合解析したものだ（II章9）．この論文では12のランダム化比較試験（RCT）に参加した36,588人を解析対象にしている．平均7ヵ月（3ヵ月〜12ヵ月）の長時間作動型 β_2 刺激薬使用で，ステロイドの併用の有無にかかわらず，喘息関連気管挿管もしくは死亡が2.1倍統計的にも有意に上昇するという結果であった（図1）．

いかがであろうか．にわかには信じがたいという人もいるかもしれない．現在でも気管支喘息治療に長時間作動型 β_2 刺激薬は当たり前のように使用されている．また，治療全体としてのリスクはオッズ比で2.1倍であるが，NNH[4] は625である．確かにリスクの程度はわずかともいえ，臨床上はベネフィットのほうが大きく上回るのではないかという意見もあるだろう．

▶ 名郷 Comment 3

この論文は添付文書には引用されていない．

▶ 名郷 Comment 4

治療群でイベントが多い場合NNT（治療必要数）はマイナスとなるが，そのマイナスをとればNNH（害必要数）となる．

Study. year or subgroup	Treatment n/N	Control n/N	Peto OR 95% CI	Weight %	Peto OR 95% CI
1. Variable corticosteroids	Beta-agonist	Placebo			
Foradil 040 trial, 2001	1/269	0/135		1.1	4.49 [0.07, 286.29]
Foradil 041 trial, 2001	2/275	0/141		2.1	4.56 [0.24, 85.44]
Foradil 2307 trial, 2004	2/1054	0/514		2.1	4.43 [0.23, 84.94]
GSK pooled trials, 2008a	3/296	1/298		4.7	2.75 [0.39, 19.63]
SMART, 2006	37/13174	22/13179		70.2	1.67 [1.00, 2.78]
Subtotal	45/15068	23/14267		80.2	1.83 [1.14, 2.95]
Test for heterogencity: P = 0.88, I² = 0%					
Test for overall effect: P = 0.01					
2. Concomitant corticosteroids	Beta-agonist	Corticosteroid			
GSK pooled trials, 2008b	8/633	3/642		12.9	2.54 [0.77, 8.31]
Ind et al, 2003	1/173	0/329		1.1	18.21 [0.29, 1125.35]
Kelsen et al, 1999	1/239	0/244		1.2	7.55 [0.15, 380.34]
Kemp et al, 1998	1/126	0/128		1.2	7.51 [0.15, 378.39]
O' Byme et al, 2001	1/869	0/862		1.2	7.33 [0.15, 369.41]
O' Byme et al, 2005	1/1834	0/926		1.1	4.50 [0.07, 285.97]
von Berg et al, 2003	1/165	0/83		1.1	4.50 [0.07, 286.17]
Subtotal	14/4039	3/3214		19.8	3.65 [1.39, 9.55]
Test for heterogencity: P = 0.97, I² = 0%					
Test for overall effect: P = 0.008					
Total	59/19107	26/17481		100.0	2.10 [1.37, 3.22]
Test for heterogencity: P = 0.97, I² = 0%					
Test for overall effect: P = 0.0007					

0.001 0.01 0.1 1 10 100 1000
Favors Beta-agonist　Favors control

図1　長時間作動型 β_2 刺激薬と喘息関連気管挿管もしくは死亡

（Salpeter SR et al: Long-acting beta-agonists with and without inhaled corticosteroids and catastrophic asthma events. Am J Med **123**: 322-328.e2, 2010【PMID: 20176343】, Fig 2 より引用）

Ⅳ章　クリニカルクエスチョン

しかし「死亡」というのは取り返しのつかないアウトカムであり，決して軽視してはならないものではないだろうか．このような状況の中，2016年にサルメテロールの安全性を検討したRCT[4]が報告された．

論文を読んでみよう

> ● **Serious Asthma Events with Fluticasone plus Salmeterol versus Fluticasone Alone.**
> Stempel DA et al: N Engl J Med **374**: 1822-1830, 2016
> 【**PMID: 26949137**】

本項ではこの論文を取り上げ，非劣性試験[▶5]に関する論文の具体的な読み方を解説したうえで，サルメテロールの安全性について考察する．

ランダム化比較試験（RCT）を読むポイント

本研究は非劣性試験であるが，基本的には一般的なRCTと同様に読むことが可能だ．早速RCTの確認ポイントを整理していこう．

❶ ランダム化されているか

残念ながら論文タイトルには記載がない．論文抄録の「METHODS」をみよう．冒頭から

In this multicenter, randomized, double-blind trial

と記載されており，RCTであることがわかる．

❷ 論文のPECOは何か

対象患者（Patient），介入／曝露（exposure），比較対照（comparison），検討されたアウトカム（outcome）の4つの要素を確認しよう．

1）patient

これまでと同様に"patient"という単語と「数字」を追うとすぐに記載箇所がみつかるだろう．
論文抄録の「METHODS」には

adolescent and adult patients (age, ≥12 years) with persistent asthma

12歳以上の持続的な喘息を有する患者と書かれている．情報が

▶ 名郷 Comment 5

薬価のはるかに高い合剤が，ステロイド単剤と同等でよいという仮説で臨床試験を行うことは，倫理的に問題があるのではないだろうか．

■ 非劣性試験（Ⅱ章 20）

■ RCTの確認ポイント
❶ ランダム化されているか
❷ 論文のPECOは何か
❸ 盲検化されているか
❹ 一次アウトカムは明確か
❺ 真のアウトカムを検討しているか
❻ Intention-to-treat 解析と追跡状況

少し物足りない印象ではあるが，本文を参照して補足しよう．本文「Trial Population」の項目に詳細が書かれている．

Eligible patients had at least a 1-year history of asthma, required daily medications for asthma control, and had received treatment with systemic glucocorticoids for an asthma exacerbation or had been hospitalized for an asthma exacerbation during the previous 12 months,

つまり，1年以上の罹病期間を有する喘息患者で，喘息コントロールのための薬剤を必要とし，研究開始から12ヵ月以内に喘息の増悪のため入院や全身ステロイドを投与された経験のある患者が対象となっている▶6．患者背景は Table 1 で大まかに確認しよう．平均年齢は 43.4 歳，女性が約 67％などの情報が入手できる．

2) exposure, comparison
"assigned" や "receive" といった単語は曝露（介入）と対照を探すキーワードだ．論文抄録の「METHODS」には

were assigned to receive either fluticasone with salmeterol or fluticasone alone for 26 weeks.

と記載がある．26週間にわたり，サルメテロール＋フルチカゾン併用群とフルチカゾン単独群が比較されている．

3) outcome
論文抄録の「METHODS」で十分に読み取ることができる．

The primary safety end point was the first serious asthma-related event (death, endotracheal intubation, or hospitalization). Noninferiority of fluticasone-salmeterol to fluticasone alone was defined as an upper boundary of the 95% confidence interval for the risk of the primary safety end point of less than 2.0. The efficacy end point was the first severe asthma exacerbation.

一次アウトカムは，喘息関連イベント（死亡，気管挿管，入院）の複合アウトカムであり，非劣性マージンは 95％信頼区間上限で 2.0 と設定されている▶7．この 2.0 という値に関しては後程考察する．なお，有効性アウトカムとして重度の喘息増悪も検討されている．

❸ 盲検化されているか
論文抄録の「METHODS」に

▶ 名郷 Comment 6

イベントを起こしやすい集団が選ばれて臨床試験は行われている．入院も全身ステロイドの投与も受けたことがない喘息患者は臨床試験の対象にならないことが多い．

▶ 名郷 Comment 7

イベントが2倍多くてもより高価な合剤が「非劣性」というのは理解しがたい．

In this multicenter, randomized, double-blind trial

と記載があるように二重盲検法が採用されている.

❹ 一次アウトカムは明確か
論文抄録の「METHODS」には

The primary safety end point was ……

と記載があり, be 動詞は単数形である. つまり, 複合アウトカムではあるが, 一次アウトカムは 1 つだけ設定されており, 統計的には明確に設定されているといえる.

❺ 真のアウトカムを検討しているか
呼吸機能などの指標ではなく, 死亡や入院, 気管挿管という臨床アウトカムが評価されており, 真のアウトカムといえるであろう.

❻ ITT (intent-to-treat) 解析と追跡状況
本文「Statistical Analysis」をみてみよう.

The primary analysis was performed in the intention-to-treat population, which included all the patients who had undergone randomization and received at least one dose of fluticasone-salmeterol or fluticasone alone.

ITT の原理に従って解析しているようだが, 割り付け後, 薬剤投与された人でのみ解析を行っているようだ. これは厳密な ITT 解析ではなく, 修正された intent-to-treat 解析 (modified intent-to-treat) に近い手法で統計解析されているといえよう.
実は非劣性試験では厳密な ITT 解析はふさわしくないといわれている▶8. ITT 解析はランダム化を保持する, という意味で有用な解析方法ではあるが, 一般的には治療の過大評価を防ぐ効果もあるからだ. どういうことか.
試験からの脱落は, 何らかの理由, 例えば, 副作用がきつい, とか介入治療にともなう精神的苦痛など, 研究プロセスへの不満により発生することも多い. また試験終了まで元の群にとどまったとしてもアドヒアランスはかなり低下している可能性もある. 割り付け重視の ITT 解析を用いることは, 実臨床に近いアドヒアランスを再現することができるといわれており, これにより, 治療効果の過大解釈を防ぐことができる. 実際 ITT 解析に比べて modified ITT 解析は効果を 17% 過大に見積もると報告されており, ITT 解析では差が出にくくなることが示されている[5].

▶ 名郷 Comment 8

非劣性試験では割り付けを守った患者だけで解析する on treatment analysis のほうが重要かもしれない.

3. 長時間作動型 β_2 刺激薬の長期投与の安全性は？

つまり，厳密な ITT 解析を行うと，両群のアウトカム発症率の差が出にくくなり，結果的に非劣性という方向に振れやすくなるのだ．そのため非劣性試験では修正された ITT 解析（modified ITT）など per protocol 解析に近い手法で統計解析されることが多い．

ちなみに modified ITT 解析を用いると結果が過大に報告されやすくなることが示されているわけだが，論文著者と製薬企業との利益相反と modified ITT 解析を採用する頻度は相関があると報告されている[6]．製薬企業がスポンサーについていると modified ITT 解析を用いることが多く，結果が過大に評価されている可能性が示唆される．一方，modified ITT であっても，ITT であっても，治療効果の報告にそれほど大きな差はないとする研究報告もなされている[7]．しかし，modified ITT 解析が薬剤効果を過小評価するということではないので，やはり非劣性試験では厳密な ITT 解析はふさわしくないといえるだろう▶9．

最後に追跡状況を確認しておこう．本文「Result」冒頭に

A total of 11,751 patients underwent randomization at 694 of the 710 centers that participated in the trial. Of these patients, 72 (0.6%) did not receive a dose of a study drug, so 11,679 patients were included in the intention-to-treat population (5,834 in the fluticasone-salmeterol group and 5,845 in the fluticasone-only group)

となっている．11,751 人をランダム化後，72 人が治療を受けなかったために 11,679 人が解析対象となっている．解析除外は 0.6% であり，結果に及ぼす影響はそれほど大きくないように思える．

論文結果をみてみよう

研究結果をみていこう．論文抄録の「RESULTS」には

36 events in 34 patients in the fluticasone-salmeterol group and 38 events in 33 patients in the fluticasone-only group. The hazard ratio for a serious asthma-related event in the fluticasone-salmeterol group was 1.03 (95% confidence interval [CI], 0.64 to 1.66), and noninferiority was achieved (P=0.003)

と記載されている．この研究結果をまとめると表1のようになる．
結果のハザード比における 95% 信頼区間上限が非劣性マージンの 2.0 を下回っており，非劣性が達成されている．つまり，安全性について，フルチカゾン＋サルメテロール併用群はフルチカゾン単

■ITT 解析，per protocol 解析については II 章 20 を参照

▶ 名郷 Comment 9

ITT 解析も，非劣性と言いたい「私」に対しては非劣性を支持する方向にむしろバイアスとして働くのである．

117

▶ 名郷 Comment 10

喘息関連イベントを 1.66 倍にするかもしれないという点を見落としてはならない. 統計学的な差がある／ないという点のみにこだわると，ここをスルーしてしまう危険が高くなる. 先のメタ分析ではオッズ比は 2.1，95％信頼区間は 1.37〜3.22 で，この論文の信頼区間の結果と重なる範囲にある.

表1　抄録 RESULTS のまとめ

アウトカム	フルチカゾン＋サルメテロール群	フルチカゾン単独群	ハザード比 [95％信頼区間]
一次アウトカム	34 人/5,834 人	33 人/5,845 人	1.03 [0.64〜1.66] ▶10

(Stempel DA et al: Serious Asthma Events with Fluticasone plus Salmeterol versus Fluticasone Alone. N Engl J Med **374**: 1822-1830, 2016 【PMID: 26949137】より作成)

独群に劣るものではない，ということが示されている.

　ちなみに重度の喘息増悪はフルチカゾン＋サルメテロール併用群で 21％少ないという結果であった（ハザード比 0.79 [95％信頼区間 0.70〜0.89]）. 有効性について考えれば，併用したほうがよい可能性があるものの，これは一次アウトカムではないので，ここでは，あくまで仮説生成的ととらえておく. この研究ではサルメテロールの安全性解析が一次アウトカムであり，以後，その安全性について考察を加える.

非劣性試験で安全性が示されたという結果をどう解釈するか

　Table 2 をみてみると，喘息関連死亡というアウトカムは，そのイベント数が両群とも 0 名 ▶11 である（図2）. 気管挿管はフルチカゾン単独群で 2 名，フルチカゾン＋サルメテロール併用群では 0 名. つまり一次アウトカムのイベント数はほぼすべて喘息関連入院であることがわかる. Introduction で紹介した論文では長時間作動型 β_2 刺激薬による喘息関連死亡や気管挿管のリスク上昇であり，この研究ではそれが評価できていない点には注意したい. この論文結果が示す非劣性という結果で，これまで示されてきた有害アウトカムの懸念を払拭することはできないのだ.

　もう 1 つ注目したい点がある. 非劣性マージンの 2.0 だ. これは一次アウトカムである重篤な喘息関連イベントのリスク上昇を 2 倍

▶ 名郷 Comment 11

0 名ということは，検討できないと考えるのが普通だろう. これを安全といってはならない.

Safety End Point	Fluticasone-Salmeterol (N = 5,834)	Fluticasone Alone (N = 5,845)
Composite safety end point — no. (%)	34 (<1)	33 (<1)
Asthma-related death	0	0
Asthma-related intubation	0	2 (<1)
Asthma-related hospitalization	34 (<1)	33 (<1)
Total no. of asthma-related hospitalizations	36	36
Death from any cause — no. (%)	3 (<1)	6 (<1)

図2　主な結果

(Stempel DA et al: Serious Asthma Events with Fluticasone plus Salmeterol versus Fluticasone Alone. N Engl J Med **374**: 1822-1830, 2016 【PMID: 26949137】, Table 2 より引用)

まで許容するということである[12]. しかし Introduction に示したように, 長時間作動型β_2刺激薬の重篤な喘息関連イベントのリスク上昇は約2倍であることがメタ分析で示されていた[3]. それを許容してしまうということは前提としてそもそもおかしいのではないか. 3万人規模の解析でオッズ比が2.1というリスクを1万人規模のRCTで検出しようとしていることにも無理があるかもしれない. 死亡や気管挿管のイベント数をみても明らかであろう.

この研究結果は, そもそも前提仮説の長時間作動型β_2刺激薬が死亡のリスクを増加させるかもしれない, という疑問に答えるものではないように思える. 少なくとも, この結果をもってして, 喘息関連死亡のリスクに対して, 安全に使用できると結論できるものではない.

結局のところどうするか

2012年に, 喘息の症状が落ち着いていれば, 長時間作動型β_2刺激薬吸入製剤を中止してよいのか, という論文が報告された. しかし, その結果は喘息症状が良好にコントロールされていたとしても, 長時間作動型β_2刺激薬吸入製剤を4～8週で中止すると, QOLが低下, また喘息症状が悪化し, 無症状の日数も少ないという結果であった[8].

確かに, 長時間作動型β_2刺激薬は喘息治療に必要な薬剤かもしれない. しかし, その漫然使用が正当化されることはエビデンスを踏まえると難しい. FDAが勧告したように, その使用は必要最低限にとどめるべきであろう. どこかで投与中止を考慮したい.

これまで紹介したエビデンスを整理すると, 4～8週で中止すると状態悪化の可能性, しかし3ヵ月以上使用すると死亡リスク上昇, ということであった. つまり, 喘息症状が落ち着いてから8～12週の間を目途に長時間作動型β_2刺激薬吸入製剤の中止を模索することはできないか, そういった選択肢は残されているように思える[13].

▶ 名郷 Comment 12

まさにこれは認識の枠組みを研究者側が恣意的に設定している. 差がないと言いたい「私」たちがとらえた偏った現象が統計学的に検討されているのである.

▶ 名郷 Comment 13

統計学的に非劣性であるから安全というような「存在論的」な考え方ではなく, 安全とも危険であるともいえない現象そのものをとらえる視点から, このような考えが導き出されるのであろう.

■ 引用文献

1) Nelson HS et al: The Salmeterol Multicenter Asthma Research Trial: a comparison of usual pharmacotherapy for asthma or usual pharmacotherapy plus salmeterol. Chest **129**: 15-26, 2006 【PMID: 16424409】

2) Chowdhury BA et al: The FDA and safe use of long-acting beta-agonists in the treatment of asthma. N Engl J Med **362**: 1169-1171, 2010 【PMID: 20181964】

3) Salpeter SR et al: Long-acting beta-agonists with and without inhaled corticosteroids and catastrophic asthma events. Am J Med **123**: 322-328.e2, 2010 【PMID: 20176343】

4) Stempel DA et al: Serious Asthma Events with Fluticasone plus Salmeterol

versus Fluticasone Alone. N Engl J Med **374**: 1822-1830, 2016 【**PMID: 26949137**】

5) Abraha I et al: Deviation from intention to treat analysis in randomised trials and treatment effect estimates: meta-epidemiological study. BMJ **350**: h2445, 2015 【**PMID: 26016488**】

6) Montedori A et al: Modified versus standard intention-to-treat reporting: are there differences in methodological quality, sponsorship, and findings in randomized trials? A cross-sectional study. Trials **12**: 58, 2011 【**PMID: 21356072**】

7) Dossing A et al: Modified intention-to-treat analysis did not bias trial results. J Clin Epidemiol **72**: 66-74, 2016 【**PMID: 26562052**】

8) Brozek JL et al: Long-Acting β_2-Agonist Step-off in Patients With Controlled Asthma: Systematic Review With Meta-analysis. Arch Intern Med **27**: 1-11, 2012 【**PMID:22928176**】

4 | DPP-4 阻害薬の有効性はどの程度か？

Introduction

わが国における経口糖尿病薬の処方動向はどうなっているのだろうか. 日本糖尿病データマネジメント研究会（Japan Diabetes Clinical Data Management Study Group）の横断調査[1] をご覧いただきたい. 2002 年, 2005 年, 2008 年および 2011 年に 24 の診療所の 2 型糖尿病患者のデータを分析したものである. それによれば, 2002 年から 2011 年にかけてスルホニル尿素（SU）薬の単独使用が 37.7％から 12.5％と大きく減少した. 一方でビグアナイド薬（メトホルミン）の単独使用は 3.4％から 8.9％と徐々に増加してきている▶1. 2009 年に販売が開始された DPP-4 阻害薬は 2011 年時点ですでに 6.8％となっており, 2011 年の単独使用においては SU 薬, ビグアナイド薬に次ぐ 3 位であった（図 1）.

2008〜2013 年における診療データベースを解析した後ろ向き研究[2] でも, 糖尿病の第一選択薬としてもっとも処方頻度が高かったのはメトホルミンと DPP-4 阻害薬であった. 確かに日本人の 2 型糖尿病患者では非肥満患者が多く, DPP-4 阻害薬を第一選択として用いることに違和感は少ない▶2 かもしれない.

これは薬理作用という観点からみても, 大きな誤りではないように思われるだろう. DPP-4 阻害薬はインスリン分泌を促すインクレチンを分解する酵素, ジペプチジルペプチターゼ-4（dipeptidyl peptidase-Ⅳ：DPP-4）を阻害し, 活性型インクレチン濃度を上昇させる. 血糖値依存的にインスリン分泌促進作用ならびにグルカゴ

▶ 名郷 Comment 1

メトホルミン単独治療による糖尿病合併症予防効果を示した UKPDS 34 は 1998 年の発表である. 20 年以上を経てもこの程度の増加に過ぎないというのが実状ではないだろうか.

▶ 名郷 Comment 2

これはまさに処方する「私」の問題に過ぎない.

	2002	2005	2008	2011
Total no. patients	6,517	9,378	10,409	13,011
Monotherapy (%)	3,444 (52.8)	4,461 (47.6)	4,381 (42.1)	4,673 (35.9)
SU (%)	2,460 (37.7)	2,913 (31.1)	2,244 (21.6)	1,631 (12.5)
BG (%)	220 (3.4)	439 (4.7)	831 (8.0)	1,163 (8.9)
AGI (%)	362 (5.5)	416 (4.4)	424 (4.1)	349 (2.7)
Pio (%)	89 (1.4)	228 (2.4)	380 (3.6)	262 (2.0)
Glinide (%)	313 (4.8)	465 (5.0)	502 (4.8)	389 (3.0)
DPP-4I (%)	−	−	−	879 (6.8)

図 1　経口糖尿病薬の処方動向

（Oishi M et al: Changes in oral antidiabetic prescriptions and improved glycemic control during the years 2002-2011 in Japan (JDDM32). J Diabetes Investig 5: 581-587, 2014【PMID: 25411627】, Table 3 より一部引用）

ン濃度低下作用を増強し血糖コントロールを改善すると考えられており，低血糖が起こりにくいとされている[3,4]．

しかし，糖尿病の治療における真のアウトカムは，良好な血糖コントロールの維持ではない．良好な血糖コントロールの維持と，死亡や合併症を予防するというような患者の予後改善効果は，別問題である．DPP-4阻害薬で，心血管疾患の発症や死亡のリスクはどうなるのか，目的を見失わないようにしたい．

DPP-4阻害薬の臨床効果について，2012〜2013年にかけて小規模なランダム化比較試験（RCT）のメタ分析▶3が複数報告されており，DPP-4阻害薬の使用で心血管イベントが減少する可能性が示されていた[5,6]．さらに心不全モデルマウスを用いた研究では，DPP-4阻害薬（ビルダグリプチン）投与で生命予後の有意な改善が示されている▶4（**表1**）[7]．

▶名郷 Comment 3
小規模研究のメタ分析は効果を過大に評価しやすい．

▶名郷 Comment 4
私のクリニックの外来にマウスの患者は来ない．

- 例えばあなたが新しいスマートフォンを入手したとしよう．その取り扱い説明書には操作説明が記載されていることを望むであろう．そこにスマートフォンの組み立て工程が示された解説や作動メカニズムなど技術的な内容は不要以外の何物でもないはずだ．しかしスマートフォンを開発し，より優れた製品を作る立場にいる人間にとっては，そのような技術的な情報はとても興味深いものになろう．

▶名郷 Comment 5
ここにも，高価な新薬がプラセボに劣っていないことを示そうという非倫理的な面がある．

表1　心不全モデルマウスに対するビルダグリプチンの心保護効果

アウトカム	ビルダグリプチン	薬剤なし	P値
28日後のマウス生存割合	27匹/40匹（67.5%）	17匹/41匹（41.5%）	< 0.05

(Takahashi A et al: Dipeptidyl-peptidase IV inhibition improves pathophysiology of heart failure and increases survival rate in pressure-overloaded mice. Am J Physiol Heart Circ Physiol **304**: H1361-1369, 2013 【PMID: 23504176】より作成)

ただ，注意が必要なのは，臨床において優先して考慮すべき情報は，ヒトを対象に行われた研究である（Ⅱ章5参照）．動物を対象とした基礎研究を軽視すべきではないという意見もあるかもしれない．しかしそれは立場の問題なのだ．

ヒトで検討された研究があるのにもかかわらず，動物実験のデータを優先的に考慮することは，医薬品の研究・開発の立場ではあり得るかもしれない．しかし臨床の立場で，実際に治療方針を決める際にはあまりセンスがよいとはいえないだろう．

論文を読んでみよう

● **Alogliptin after acute coronary syndrome in patients with type 2 diabetes.**
White WB et al: N Engl J Med **369**: 1327-1335, 2013
【PMID: 23992602】

本項では，2型糖尿病患者を対象とし，サキサグリプチンの有効性・安全性を検討したRCT（非劣性試験▶5）論文[8]を読みながら，DPP-4阻害薬の臨床における位置づけを考察する．

なおこの論文はインターネット上で全文が無料で閲覧可能である．Ⅱ章を参考に，論文にアクセスし，全文をみながら読み進めて

いくとよいだろう.

ランダム化比較試験（RCT）を読むポイント

RCT の概要や論文の基本的な読み方，また非劣性試験についてはすでに解説している．ここでは復習も兼ねて，簡単に確認していこう．論文情報の妥当性吟味において，最低限確認すべきは 6 つのポイントであった．順番に確認していく.

❶ ランダム化されているか
論文抄録の「METHODS」には

We randomly assigned patients with type 2 diabetes……

とあり，ランダム化されていることがわかる.

❷ 論文の PECO は何か

1）patient
論文抄録「METHODS」より

patients with type 2 diabetes and either an acute myocardial infarction or unstable angina requiring hospitalization within the previous 15 to 90 days

15〜90 日前に急性心筋梗塞もしくは不安定狭心症により入院した 2 型糖尿病患者である．人数は論文抄録「RESULTS」冒頭に記載がある.

A total of 5,380 patients underwent randomization and were followed for up to 40 months (median, 18 months).

5,380 人が対象となっており，中央値で 18 ヵ月追跡した[▶6]と記載されている．合わせて本文 Table 1 も確認しておくと患者背景の概要が容易に把握できるのはこれまでと同じだ．年齢中央値 61 歳，糖尿病罹病歴は中央値で約 7 年，BMI 中央値は 28.7，男性が約 68％を占めることなどが読み取れる.

本文「Study Patients」を確認することでもう少し詳しい情報が入手できる.

Patients were eligible for enrollment if they had received a diagnosis of type 2 diabetes mellitus, were receiving antidiabetic therapy (other than a DPP-4 inhibitor or GLP-1 analogue), and had had

▪RCT の確認ポイント
❶ ランダム化されているか
❷ 論文の PECO は何か
❸ 盲検化されているか
❹ 一次アウトカムは明確か
❺ 真のアウトカムを検討しているか
❻ intent-to-treat 解析と追跡状況

▶ 名郷 Comment 6

後に指摘があるように，糖尿病は何十年も付き合わなければならない病気だが，この研究が観察したのは，18 ヵ月に過ぎない．このように臨床試験は，患者の経過の一部しか認識していない.

IV章　クリニカルクエスチョン

an acute coronary syndrome within 15 to 90 days before randomization.

　と記載があり，すでにインクレチン関連薬以外の糖尿病治療薬が投与されている 2 型糖尿病患者で 15〜90 日前に急性冠症候群を発症した患者となっている[7]．ここでいう急性冠症候群とは，急性心筋梗塞および入院を必要とする不安定狭心症のことである．

2) exposure, comparison
論文抄録「METHODS」には

to receive alogliptin or placebo in addition to existing antihyperglycemic and cardiovascular drug therapy.

　receive「E 群」or「C 群」という英文構造である．既存の治療（糖尿病薬や心血管疾患予防のための薬剤）に加えて，アログリプチンもしくはプラセボが投与されている．なお本文「Study Drugs and Procedures」には

The daily doses of the study drug were as follows: 25 mg in patients with an estimated glomerular filtration rate (GFR), calculated with the use of the Modification of Diet in Renal Disease formula, of at least 60 ml per minute per 1.73 m^2 of body-surface area; 12.5 mg in patients with an estimated GFR of 30 to less than 60 ml per minute per 1.73 m^2; and 6.25 mg in patients with an estimated GFR of less than 30 ml per minute per 1.73 m^2.

　と記載があり，腎機能に応じてアログリプチンの投与量が変更されていることがわかる．eGFR が 60 mL/min/1.73m^2 以上であれば 25 mg，30〜60 mL 未満/min/1.73m^2 であれば 12.5 mg，30 mL/min/1.73m^2 未満であれば 6.25 mg を投与している．

3) outcome
論文抄録「METHODS」には

primary end point of a composite of death from cardiovascular causes, nonfatal myocardial infarction, or nonfatal stroke.

　と記載がある．一次アウトカム（the primary end point）は複合（composite）アウトカムであり，心血管死亡，非致死性心筋梗塞，非致死的脳卒中の 3 つの結合アウトカムである．また

The study design was a double-blind, noninferiority trial with a prespecified noninferiority margin of 1.3 for the hazard ratio for the

▶ 名郷 Comment 7
急性期の患者はイベントを起こしやすく，より小規模での検討が可能となるメリットがある．

primary end point

と記載があり，非劣性マージンは 1.3 と設定されている[8]．つまりプラセボと比べて一次アウトカムの 95% 信頼区間が 1.3 を上回らなければ非劣性が示されたことになる．

非劣性マージンが 1.3 ということは，心血管イベントの上昇がプラセボに比べて相対比で 30% まで許容されていることを意味している．ちなみに，この 1.3 基準は米国食品医薬品局（US Food and Drug Administration：FDA）のガイダンス[9]に基づいて設定された数値のようだが，例え，そのような理由や事情があるにしても，プラセボに対して何百円もするような薬剤を 30% 以内での差でもって非劣性とするのは，倫理的に問題はないのだろうか，と考えざるを得ない部分もある[9]．なお，追跡期間は，抄録「RESULTS」に

A total of 5380 patients underwent randomization and were followed for up to 40 months (median, 18 months)

と記載があり，中央値で 18 ヵ月という比較的短期間の研究であったことがわかる．心血管疾患発症リスクが高い集団が研究対象となっているが，18 ヵ月という追跡期間の長さが妥当だったかについて議論の余地があるかもしれない．

❸ 盲検化されているか
論文抄録「METHODS」には

The study design was a double-blind, noninferiority trial

と記載されており，二重盲検法が採用されていることがわかる．

❹ 一次アウトカムは明確か
論文抄録「METHODS」には

the primary end point of a composite of death from cardiovascular causes, nonfatal myocardial infarction, or nonfatal stroke

と記載されており，複合アウトカムが 1 つ設定されていることがわかる．

❺ 真のアウトカムを検討しているか
血糖値や HbA1c ではなく，心血管イベントなどの臨床アウトカムを検討しており，真のアウトカムといえるであろう．

▶ 名郷 Comment 8

喘息の長時間作動型 β_2 刺激薬の検討での 2.0 というマージンからすればまだマシであるが，それでもまだ大き過ぎるのではないか．

▶ 名郷 Comment 9

ここには血糖値の低下により，網膜症，腎症が予防できるという仮定があるように思われる．しかしその事実は示されていない．

❻ intent-to-treat 解析と追跡状況

非劣性試験では ITT（intent-to-treat）解析が用いられないことは Ⅳ章3で述べたが，本研究も ITT 解析ではない．研究プロトコル[10] を確認すると full analysis set（FAS）という解析手法を用いているようだ．

論文本文に記載がないので，容易に確認することができないのだが，研究プロトコル（本文の WEB ページよりアクセス可能）に以下のように記載されている．

All primary and secondary variables will be analyzed using the full analysis set (FAS).

ITT 解析がランダム化されたすべての人を解析対象とするのに対して，FAS は一度も治療に参加しない人やランダム化後のデータがない人などを除外して解析する手法で，広義の ITT 解析とされることもある．なお PPS（per protocol set）は，FAS よりも解析対象が限定され，服薬が順守されていること，プロトコルに重大な違反がないなどの条件を満たす人でのみ解析する．一般的には ITT ⇒ FAS ⇒ PPS の順で解析対象者が限定されていき，当初の母集団の特性からかけ離れていってしまうといえよう[10]．

なお追跡状況は本文「Result」に

At the date of the last patient visit (June 18, 2013), information on vital status was available for all but 25 patients

と記載があり，5,380 人中 25 人のデータが利用できていないため，5,355 人／5,380 人で 99.5％の追跡率と考えられる．結果を覆すような大きな脱落はない印象だ．

論文の結果をみてみよう

追跡期間中央値 18 ヵ月における一次アウトカムは（**表2**）のような結果になっている．

▶ 名郷 Comment 10

ただ，害の問題は，効果を過大評価する PPS でも安全と示されれば，より現場では利用しやすい結果となる．

▶ 名郷 Comment 11

これは PPS で検討すれば，もっと大きい可能性が高い．ITT や FAS は治療効果を過小評価するが，副作用も過小評価する．

表2　論文の結果

アウトカム	アログリプチン群 2,701 人	プラセボ群 2,679 人	ハザード比 （95％信頼区間上限）
一次アウトカム	305 人（11.3％）	316 人（11.8％）	0.96（≦1.16）

(White WB et al: Alogliptin after acute coronary syndrome in patients with type 2 diabetes. N Engl J Med **369**: 1327-1335, 2013【**PMID: 23992602**】より作成)

結果のハザード比における 95％信頼区間上限が 1.16 [11] であり，事前定義された非劣性マージンの 1.3 を下回っているため，非劣性

と結論されている．この結果をどう解釈すればよいだろうか．さまざまな解釈が可能ではあるが，まず1つは以下のようなものだ．

「アログリプチンは，プラセボに比べて，心血管イベントを増やすことなく▶12，安全に血糖値を下げることができる」

このような解釈は一見合理的だ．有害イベントの発症がプラセボに劣ることなく，血糖値を下げられるのなら，安全性の高い薬剤と考えることができるだろう．

2008年12月，FDAは，2型糖尿病治療薬において，心血管疾患リスクを評価しなくてはならないというガイダンスを発表している．この研究も，FDAのガイダンスに基づき，アログリプチンが少なくとも心血管疾患を増やさないことを証明するために実施されたものだ．しかし，臨床的観点からいえば，いったい何のための研究だったのか，そう思わざるを得ない側面もある．そもそも糖尿病治療の真の目的は，心血管イベントなどの重篤な合併症や総死亡を減らすことにあったはずだ．

この論文の結果から，例え安全に血糖を下げるということがいえたとしても，心血管イベントや総死亡に関してプラセボより優れた薬剤かどうかは不明なままなのである．したがって筆者は以下のように解釈したい．

「アログリプチンの心血管イベントへの有効性に関して，プラセボに比べて優れているかどうかは不明なままであり，むしろ16％上昇する可能性すらある▶13」

臨床における糖尿病の薬物治療目標の観点からいえば，この研究結果から得られる示唆はそう多くないだろう．もちろんこの研究が全く意味のないものだ，と主張する気はない▶14．心血管イベントに関して，プラセボに対してアログリプチンが非劣性というのであれば，最初からプラセボで（つまり治療なし）で経過をみる，という選択が可能になるとは言えないだろうか．むしろそうした解釈こそ合理的なように思える．

第一選択としてのDPP-4阻害薬に関しては明確なエビデンスは現時点でかなり限定的だ．2017年3月現在までに報告されているDPP-4阻害薬の大規模臨床試験は，本項で紹介した論文以外には以下の2つ[11, 12]しかない．

▶ 名郷 Comment 12
これはそもそも「存在論」的な見方で，現象そのものから遠い表現になっている．

▶ 名郷 Comment 13
臨床試験は治療の実体を示しているわけではなく，「現象」を，「私」が，どう認識するか，という視点でとらえると，こうした解釈が可能になる．

▶ 名郷 Comment 14
網膜症や腎症の予防効果も示されていない中では，DPP-4阻害薬の追加は無意味と言いたい「私」もたくさん居ると思われる．この「主張する気はない」という表現は「意味がある」と言いたい人がたくさんいる現状を踏まえてのことだろう．

IV章　クリニカルクエスチョン

❶ サキサグリプチン

> ● **Saxagliptin and cardiovascular outcomes in patients with type 2 diabetes mellitus.**
> Scirica BM et al; SAVOR-TIMI 53 Steering Committee and Investigators:
> N Engl J Med **369**: 1317-1326, 2013 【PMID: 23992601】

　この研究は，心血管イベントの既往，もしくはリスクを有する2型糖尿病患者16,492人（平均65歳，女性33％，平均BMI 31.2，糖尿病期間中央値10.3年）を対象としたもので，サキサグリプチン5mg／日とプラセボが比較された．中央値2.1年の追跡で心血管死亡，非致死性心筋梗塞，非致死的脳梗塞の複合アウトカムはサキサグリプチン群7.3％，プラセボ群7.2％と複合アウトカムはプラセボに対して非劣性が示されたが，優越性は示されなかった（ハザード比1.00［95％信頼区間0.89〜1.12］）．それどころか，心不全による入院は，サキサグリプチン群で有意に多いという結果であった[15]（ハザード比1.27［95％信頼区間1.07〜1.51］）．

▶ 名郷 Comment 15

ここを強調したい「私」は，この薬を危険と言う．

❷ シタグリプチン

> ● **Effect of Sitagliptin on Cardiovascular Outcomes in Type 2 Diabetes.**
> Green JB et al; TECOS Study Group: N Engl J Med **373**: 232-242, 2015
> 【PMID: 26052984】

　この研究は50歳以上で心血管疾患の既往のある2型糖尿病患者（14,671人，血糖降下薬での治療下でHbA1cが6.5〜8.0％）を対象にしたもので，シタグリプチン100mg／日とプラセボが比較され，中央値3年の追跡で，心血管死亡・非致死性心筋梗塞・非致死的脳卒中・不安定狭心症による入院の複合アウトカムが検討された．複合アウトカムはシタグリプチン群9.6％，プラセボ群9.6％で，ハザード比0.98［95％信頼区間0.88〜1.09］となっており，非劣性マージンの1.3を下回り，非劣性と結論されている．

　今回取り上げたアログリプチンにしろ，上記2つの論文で示されたシタグリプチン，サキサグリプチンにしろ，プラセボとの比較で，明確に心血管アウトカムが改善するかどうかは現段階では示されてはいない．

　しかし，現実はどうであろうか．巷には，"良質な"血糖コントロールを維持するために優れた薬剤の1つとしてDPP-4阻害薬が位置づけられてはいないだろうか．病態生理学や薬理学的作用機序など概念的側面から受けるイメージは，事実的側面とは無関係に薬剤効果の概念を構成していく，そんな構造が垣間見えてしまう[16]．

▶ 名郷 Comment 16

これは，安全かもしれないというようなあいまいな現象を，非劣性試験で安全であることが証明されたという事実として，多くの論文の読み手が受け取っている現状を示している．

128

■ 引用文献

1) Oishi M et al: Changes in oral antidiabetic prescriptions and improved glycemic control during the years 2002-2011 in Japan (JDDM32). J Diabetes Investig **5**: 581-587, 2014【PMID: 25411627】

2) Tanabe M et al: Prescription of oral hypoglycemic agents for patients with type 2 diabetes mellitus: A retrospective cohort study using a Japanese hospital database. J Diabetes Investig **8**: 227-234, 2017【PMID: 27549920】

3) Herman GA et al: Effect of single oral doses of sitagliptin, a dipeptidyl peptidase-4 inhibitor, on incretin and plasma glucose levels after an oral glucose tolerance test in patients with type 2 diabetes. J Clin Endocrinol Metab **91**: 4612-4619, 2006【PMID: 16912128】

4) Drucker DJ: Enhancing incretin action for the treatment of type 2 diabetes. Diabetes Care **26**: 2929-2940, 2003【PMID: 14514604】

5) Patil HR et al: Meta-analysis of effect of dipeptidyl peptidase-4 inhibitors on cardiovascular risk in type 2 diabetes mellitus. Am J Cardiol **110**: 826-833, 2012【PMID: 22703861】

6) Monami M et al: Dipeptidyl peptidase-4 inhibitors and cardiovascular risk: a meta-analysis of randomized clinical trials. Diabetes Obes Metab **15**: 112-120, 2013【PMID: 22925682】

7) Takahashi A et al: Dipeptidyl-peptidase IV inhibition improves pathophysiology of heart failure and increases survival rate in pressure-overloaded mice. Am J Physiol Heart Circ Physiol **304**: H1361-1369, 2013【PMID: 23504176】

8) White WB et al: Alogliptin after acute coronary syndrome in patients with type 2 diabetes. N Engl J Med **369**: 1327-1335, 2013【PMID: 23992602】

9) http://www.fda.gov/downloads/Drugs/GuidanceComplianceRegulatoryInformation/Guidances/ucm071627.pdf

10) http://www.nejm.org/doi/suppl/10.1056/NEJMoa1305889/suppl_file/nejmoa1305889_protocol.pdf

11) Scirica BM et al; SAVOR-TIMI 53 Steering Committee and Investigators: Saxagliptin and cardiovascular outcomes in patients with type 2 diabetes mellitus. N Engl J Med **369**: 1317-1326, 2013【PMID: 23992601】

12) Green JB et al; TECOS Study Group: Effect of Sitagliptin on Cardiovascular Outcomes in Type 2 Diabetes. N Engl J Med **373**: 232-242, 2015【PMID: 26052984】

5 チオトロピウム吸入製剤の安全性はどの程度か？

Introduction

慢性閉塞性肺疾患（chronic obstructive pulmonary disease：COPD）への長期管理治療薬としてわが国で最初に上市されたのがチオトロピウム吸入用カプセル（商品名スピリーバカプセル）である。2004年に発売されたこの薬剤は，長時間作用性の選択的ムスカリン受容体拮抗薬であり，気道平滑筋の M_3 受容体に対するアセチルコリンの結合を阻害して気管支収縮抑制作用を発現し，気流閉塞を改善する。

現在では呼吸器疾患用薬における専用吸入器具の剤形は驚くほど多彩だが，当時はそれほどバリエーションもなく，チオトロピウム吸入用カプセルの専用吸入器であるハンディヘラーはなかなか斬新な設計であった．どれくらい斬新かというと2004年グッドデザイン賞を受賞[1]しているほどにである．

薬理作用はともあれ，臨床効果はどうなのか．図1をみてみよう．チオトロピウムは確かに呼吸困難症状を改善しているように思える[2,1)]．

▶ 名郷 Comment 1
まさに「認識論的」に薬をとらえているということである．こういうものと同列の現象として，臨床試験の結果もある．臨床試験は「グッドデザイン」というような主観的なものとは違うというのはもっともであるが，「認識論的」に「私が認識した現象」ととらえれば，同列といってよいものである．

▶ 名郷 Comment 2
スコアは統計学的な差を検出しやすいが，実際の症状の改善とは大きなギャップがあるのかもしれない．

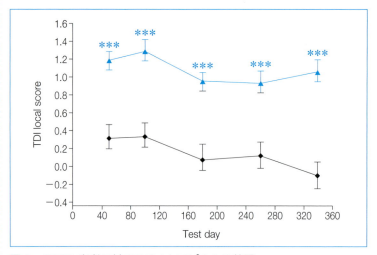

図1 COPD患者に対するチオトロピウムの効果
▲：tiotropium，◆：placebo，TDI：Transition Dyspnea Index．呼吸困難に対する治療効果の評価指標
(Casaburi R et al: A long-term evaluation of once-daily inhaled tiotropium in chronic obstructive pulmonary disease. Eur Respir J **19**: 217-224, 2002【PMID: 11866001】, Fig 3より引用)

2008年に報告されたUPLIFT試験では，4年間（1,440日）の治療期間中，プラセボに比べて呼吸機能改善のみならず，わずかながら死亡リスク低下まで示唆された（ハザード比0.87［95％信頼区間0.76〜0.99］▶3)2).

剤形だけでなく，薬剤効果も斬新である印象だが，2010年にさらに斬新な剤形であるチオトロピウムのレスピマット製剤が発売された．レスピマットがさらなる斬新設計かどうかについては異論もあるかと思うが，専用吸入器であるレスピマットに薬剤カートリッジをセットすれば，後は単純操作で，薬剤が霧状に噴霧され，それを吸入するだけという設計になっている．カプセル製剤では誤って経口服用するリスクや，吸入器へのセッティング，カプセルの保管や廃棄方法に注意が必要などのデメリットがあったが，新剤形ではそのようなデメリットがほぼ改善されている．

また霧状に噴霧される薬剤ミストは有効成分チオトロピウムを効率よく肺へ到達させることができるといわれ，カプセル製剤の18μgの約1/4の投与量（5μg）で呼吸機能改善効果は臨床的に同等であることが示されている[3,4].

現在ではCOPD治療薬の主流となった長時間作用性抗コリン薬であるが，その草分けともいうべきチオトロピウムの斬新さが明確になったのではないだろうか．そうでないという意見もあろうが，COPD長期管理における薬物治療のスタンダードを形作った薬剤，という功績は否定されるものではないだろう▶4．『COPD診断と治療のためのガイドライン 第3版』では，安定期COPD薬物治療の第一選択として長時間作用性抗コリン薬（または長時間作動型β_2刺激薬）が挙げられている．

ところが，事態はそう単純ではなかった．薬剤ミストという剤形は粉末状の剤形よりも潜在的に曝露量が多いのではないか，そんな懸念があったにはあったようだが，2011年に報告されたメタ分析[5]は筆者にとって非常に衝撃的であった．

論文を読んでみよう

- **Mortality associated with tiotropium mist inhaler in patients with chronic obstructive pulmonary disease: systematic review and meta-analysis of randomised controlled trials.**
  Singh S et al: BMJ **342**: d3215, 2011 【PMID: 21672999】

本項ではこの衝撃的な論文を取り上げ，メタ分析論文の具体的な読み方について解説し，COPD治療薬としてのチオトロピウム吸入製剤の安全性について考察を加える．なおこの論文はインターネット上で全文が無料で閲覧可能である．II章を参考に，論文にアクセスし，全文をみながら読み進めていくとよいだろう．

▶ 名郷 Comment 3

統計学的には有意であるが，100の死亡を99にするだけかもしれない．

▶ 名郷 Comment 4

症状の改善が重要という視点では，確かにそう言ってよいのかも知れない．

IV章　クリニカルクエスチョン

- メタ分析（II章 9）

メタ分析を読むポイント

メタ分析論文を読むための大きな流れは**表1**の通りだ.

表1　メタ解析読解のための3ステップ

❶ 論文の PECO を把握する
❷ メタ分析の 4 つのバイアスを吟味する
❸ フォレストプロットをみる

　メタ分析論文の批判的吟味は，つまるところ，この3段階に集約できる．実臨床で論文を活用するというレベルであれば，この3ステップで十分であろう．ただし，そもそも論文がメタ分析なのかシステマティックレビューなのか，あるいはシステマティックレビュー&メタ分析なのか，研究デザインの確認は前提条件となることはいうまでもあるまい．

　研究デザインはランダム化比較試験（RCT）の項でも述べたが，論文タイトルに記載されていることが多い．タイトルに記載されてなければ抄録の「METHODS」あるいは「OBJECTIVE」に記載されていることが多いだろう．この論文のタイトルは

Mortality associated with tiotropium mist inhaler in patients with chronic obstructive pulmonary disease: systematic review and meta-analysis of randomised controlled trials.

となっており RCT のシステマティックレビュー&メタ分析であることが容易にわかる．論文抄録にも "systematically review" や "meta-analysis" という単語をみつけることができる．

- フォレストプロット（II章 9）

　さて，いよいよ本題だ．論文の PECO，メタ分析の4つのバイアス，そしてフォレストプロットを確認していこう．

❶ 論文の PECO

1）patient

メタ分析は複数の研究を統合解析したものであり，単一の RCT に比べると対象患者はあまり明確ではない[5]．その点を踏まえ，大まかに把握していく程度でよいだろう．論文抄録「STUDY SELECTION」には

▶ 名郷 Comment 5

メタ分析では多様で幅広い対象が選ばれる反面，一緒に分析しては問題となる対象まで含んでしまう危険もある.

Trials were selected for inclusion if they were parallel group randomised controlled trials of tiotropium solution using a mist inhaler (Respimat Soft Mist Inhaler, Boehringer Ingelheim) versus placebo for chronic obstructive pulmonary disease

と記載があり，解析対象は COPD 患者を対象にチオトロピウム

ミスト吸入剤（レスピマット製剤）とプラセボを比較したRCTに参加した人たちである．なお，実際にメタ分析されたのは5研究である（本文 Fig 1 参照）．これだけだとあまりにも漠然としているが，患者情報についてはRCTと同様，本文「Table 1」を確認するとよい．レビューに組み入れられた個々の研究の概要が把握できる（図2）．平均63〜65.7歳，男性69〜79.3％，現在喫煙中35〜43％などの情報を簡単に入手でき，解析対象者の大まかな背景を把握できる．

2) exposure, comparison

1) patient で引用した箇所からもう明らかであろう．exposureはチオトロピウムミスト吸入製剤，comparisonはプラセボである．

3) outcome

抄録を読めば何となくわかるが，本文「Outcome measures」には

The primary outcome measure was prespecified as mortality from any cause.

と記載があり，総死亡が一次アウトカムとして明確に定められている．なお，RCTでは「一次アウトカムは明確か」という確認ポイントを設け，その統計的妥当性に観点から，明確に1つだけ決まっていることが望ましいとした．これについてはメタ分析論文でも同様であるが，メタ分析では仮説検証というよりは仮説生成的な研究も多く，一次アウトカムが複数設定されていることも多い．その際は統計的な明確性があいまいになっていることに注意したい[6]．

■一次アウトカム（Ⅱ章21）

❷ メタ分析の4つのバイアス

メタ分析論文で吟味すべき4つのバイアスを確認していこう．

1) 評価者バイアス─組み入れられた論文は，論文著者の独断と偏見により集められていないだろうか

本文「Study selection」をみてみよう．

Two reviewers (YKL and SS) independently scanned all titles and abstracts that indicated the study was a randomised controlled trial evaluating the use of tiotropium mist inhaler among patients with chronic obstructive pulmonary disease.

2名のレビューアーが独立して[7]研究を集めており，バイアスへの配慮はなされていると考えてよいだろう．もちろんこれで，バイアスが完全に排除できるというものでもないかもしれないが，解析に組み入れる論文が特定の論文に偏らないよう，複数の評価者が

▶ 名郷 Comment 6

元論文で一次アウトカムでないアウトカムのメタ分析には問題がある．元論文の一次アウトカムとメタ分析の一次アウトカムを同列で扱うことはできない．

■4つのバイアス（Ⅱ章9）

▶ 名郷 Comment 7

これは「プラセボを使う」というのと同じ理屈で，相手がどう評価したか知らない，ということである．

IV章　クリニカルクエスチョン

Study Source	Location	Duration (weeks)	Primary outcome	Cardiac and other exclusions	Drug and daily dose	No of participants	Mean (SD) age (years)	Males (%)	Mean (SD) % predicted FEV$_1$	Current smokers (%)
Voshaar et al 2008	Multina-tional	12	FEV$_1$	NA; condition that could influence their ability to participate in study	Tiotropium 10 µg (two puffs of 5 µg each); tiotropium 5 µg (two puffs of 2.5 µg each); placebo	93; 88; 91	64 (9); 64 (9); 63 (9)	72; 69; 69	39 (12); 40 (12); 42 (12)	37; 37; 43
Voshaar et al 2008	Multina-tional	12	FEV$_1$	NA; condition that could influence their ability to participate in study	Tiotropium 10 µg (two puffs of 5 µg each); tiotropium 5 µg (two puffs of 2.5 µg each); placebo	87; 92; 90	64 (9); 64 (9); 63 (9)	72; 69; 69	39 (12); 40 (12); 42 (12)	37; 37; 43
Bateman et al 2010	Multina-tional	52	FEV$_1$, FEV$_1$ and St George's respiratory question-naire; transitional dyspnoea index and exacer-bation rate	NA; excluded those with disease who might be at risk because of participation	Tiotropium 10 µg (two puffs of 5 µg each); tiotropium 5 µg (two puffs of 2.5 µg each); placebo	332; 332; 319	64.6 (8.4); 65(8.2); 64.7 (8.9)	75.9;73.1; 79.3	37.7 (11.7); 38.0 (11.7); 37.5 (11.6)	35; 38; 36
Bateman et al 2010	Multina-tional	52	Predose FEV$_1$ and St George's respiratory question-naire; transitional dyspnoea index and exacer-bation rate	NA; excluded those with disease who might be at risk because of participation	Tiotropium 10 µg (two puffs of 5 µg each); tiotropium 5 µg (two puffs of 2.5 µg each); placebo	335; 338; 334	65.6 (8.6); 64.4 (8.9); 65.7 (8.4)	73.4; 73.3; 70.3	37.7 (11.7); 38.0 (11.7); 37.5 (11.6)	35; 38; 36
Bateman et al 2010	336 outpa-tient centres in 31 countries	52	Predose FEV$_1$ and exacer-bation	Unstable arrhythmias; myocardial infarction in past 6 months or congestive heart failure in past 12 months	Tiotropium 5 µg (two puffs of 2.5 µg each); placebo	1989; 2002	64.8 (9.1); 64.8 (9.0)	78; 77	40; 40	35.7; 35.9
1205.14; NCT00528996	Multina-tional	24	Trough FEV$_1$	NA	Tiotropium 5 µg (two puffs of 2.5 µg each); placebo	427; 429	NA; NA	NA; NA	NA; NA	NA; NA

図2　レビューされた研究概要

（Singh S et al: Mortality associated with tiotropium mist inhaler in patients with chronic obstructive pulmonary disease: systematic review and meta-analysis of randomised controlled trials. BMJ **342**: d3215, 2011【**PMID: 21672999**】, Table 1 より引用）

独立して評価することは最低限必要な配慮[8]といえる.

2) 出版バイアス—あまりよい結果が出なかった臨床研究は世に出てこないことが多い

この論文では,統合した研究数が少ないせいか,ファンネルプロットを用いた出版バイアスの検討はなされていない.

本文「Search strategy」には

We did not specify any language or population restrictions.

と記載があり,言語制限なしで論文を検索している.また,

To identify unpublished studies we typed in the simple search terms "respimat and tiotropium" in the search boxes of several websites

未出版データ特定[9]のためにあれこれ手を尽くしており,出版バイアスに対する配慮はうかがわれる.何も配慮していないよりはマシかもしれない.

3) 元論文バイアス—組み入れた研究そのものがいい加減なものであればそれを統合するとさらにいい加減なものになってしまうだろう

元論文についてはすべて RCT であることが確認できれば,まずはよいだろう.詳細に検討するのであれば,本文 Table 2 をみるとよい(**図3**).組み入れた研究の割り付けの適切性や隠蔽化,有害事象の報告,追跡状況などが一覧表にまとまっている.本研究では致命的な問題はなさそうだ.

4) 異質性バイアス—甘いジュースに醤油を入れたら,それはどんな味になるだろうか!?

個々の研究結果があまりにも一貫していない[10]場合に統合解析すると結果が不明確になる.つまり「有効」＋「悪化」＝「無効」というように,効果がプラスのものとマイナスのものを足したら±0になってしまうということだ.異質性バイアスについては,個々の研究結果の方向性を確認するわけだが,これは結果のフォレストプロットを確認する際に同時に行うと効率がよい.

❸ フォレストプロットを確認する

ここまで論文の妥当性を確認してきたが,致命的な問題はなさそうである.メタ分析の結果はフォレストプロット(**図4**)に尽きると言っても過言ではない.時間がなければ,RCT のメタ分析であることを確認したうえで,論文の PECO と,このフォレストプロットをみるだけでもよいだろう.

治療期間が 12 週では明確な差は出ていないが,12 ヵ月では有意なリスク増加,解析全体でも総死亡が 1.52 倍有意に増加するとい

▶ 名郷 Comment 8

システマティックレビューといえども,「私の現象の認識」に過ぎない.せめて「私」を複数にしておこうというわけである.

■ ファンネルプロット(Ⅱ章7参照)

▶ 名郷 Comment 9

「認識できていないものがある」という視点が重要なのである.

▶ 名郷 Comment 10

この一貫性のなさも,同じ現象の認識の差に過ぎなかったりする.

Ⅳ章　クリニカルクエスチョン

Study source	Sequence generation	Allocation concealment	Adverse event monitoring	Drug dose (No of participants)	Withdrawal rate (%)	Loss to follow-up (%)
Voshaar et al 2008	Randomised	Adequate	Adverse events, vital signs, 12 lead electrocardiogram, routine laboratory tests, and physical examination	Tiotropium 10 µg (93); tiotropium 5 µg (88); placebo (91)	10; 8.8; 12.1	NA; NA; NA
Voshaar et al 2008	Randomised	Adequate	Adverse events, vital signs, 12 lead electrocardiogram, routine laboratory tests, and physical examination	Tiotropium 10 µg (87); tiotropium 5 µg (92); placebo (90)	10; 8.8; 12.1	NA; NA; NA
Bateman et al 2010	Adequate, computer generated	Adequate	Adverse events, vital signs, laboratory evaluations, electrocardiogram and Holter testing, and physical examination. Vital status of all patients (including those who discontinued prematurely) was sought and all fatal events were adjudicated to primary cause of death by independent expert committee	Tiotropium 10 µg (332); tiotropium 5 µg (332); placebo (319)	16.5; 16.5; 28.5	1.5; 1.2; 3.4
Bateman et al 2010	Adequate, computer generated	Adequate	Adverse events, vital signs, laboratory evaluations, electrocardiogram and Holter testing, and physical examination. Vital status of all patients (including those who discontinued prematurely) was sought and all fatal events were adjudicated as to primary cause of death by independent expert committee	Tiotropium 10 µg (335); tiotropium 5 µg (338); placebo (334)	24.1; 17.7; 34.1	1.8; 1.4; 1.1
Bateman et al 2010	Adequate, computer generated	Adequate	Adverse events, laboratory tests, vital signs, physical examination, and electrocardiogram. Vital status of all patients (including those who discontinued prematurely) was sought and fatal events were adjudicated as to primary cause of death by independent expert committee. Prospective adjudication of mortality	Tiotropium 5 µg (1989); placebo (2002)	16; 19	1.1; 1.4
1205.14; NCT00528996	Unclear	Unclear	Unclear	Tiotropium 5 µg (427); placebo (429)	NA; NA	NA; NA

図3　組み入れた研究の妥当性評価

(Singh S et al: Mortality associated with tiotropium mist inhaler in patients with chronic obstructive pulmonary disease: systematic review and meta-analysis of randomised controlled trials. BMJ **342**: d3215, 2011【PMID: 21672999】, Table 2 より引用)

■ I² 統計量（Ⅱ章9参照）

う結果になっている（**図4**，破線内）．研究間のばらつきも少なく，また異質性を評価する I² 統計量（**図4**，丸内）も大きな値ではない．

論文抄録「RESULTS」末尾には，

The number needed to treat for a year with the 5 µg dose to see one additional death was estimated to be 124 (95% confidence interval 52 to 5,682) based on the average control event rate from the long term trials.

と記載がある．わが国の承認用量である5µgでも有意なリスク増加が示されており，124人に1人は死亡する計算になる．固定効果モデル（fixed-effect model）によるメタ分析を行っていることから，95%信頼区間の幅が狭くなり，その結果，有意差が出たのかもしれないが，なかなか衝撃的な結果である[11]．

▶ 名郷 Comment 11

ランダム効果モデルでは信頼区間が広くなり，より保守的，有意差を検出しにくい解析となる．

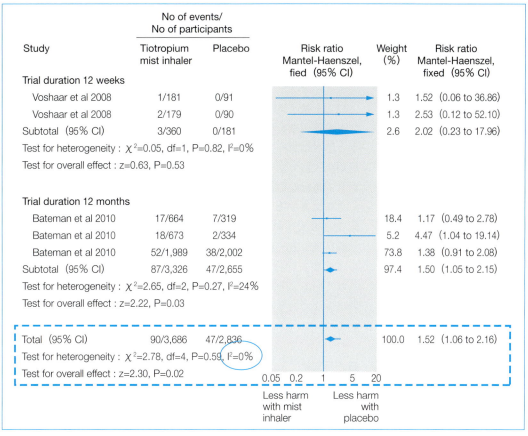

図4 フォレストプロット
(Singh S et al: Mortality associated with tiotropium mist inhaler in patients with chronic obstructive pulmonary disease: systematic review and meta-analysis of randomised controlled trials. BMJ 342: d3215, 2011【PMID: 21672999】, Fig 2 より引用)

他の論文も参照する

　死亡リスクが増えるということを，1つの論文結果から結論してもよいだろうか[12]，という意見もあろう．メタ分析では，確かに集めた研究次第で，解析結果が変わってしまうことも多い．今回もまた，このような結果になってしまった，という可能性はあり得る．しかし，実はこの研究結果を支持する論文は他にも複数存在する[6,7]．

　そのような状況の中，2013年にはTIOSPIR試験というRCT[8]で，チオトロピウムミスト吸入製剤の安全性はチオトロピウム吸入カプセル製剤に劣るものではないと結論されている[13]．

　この研究は40歳以上のCOPD患者17,135人を対象とし，カプセル製剤とミスト吸入製剤2.5 μg，5 μgの3群を比較したものだが，いずれの用量においても死亡リスクに明確な差はみられなかった．しかし，対象となったのは過去6ヵ月間に心筋梗塞を発症した人や，心不全で入院した人，過去12ヵ月以内に治療を要する不整脈を有していた人などを除外したCOPD患者であり，心血管ハイ

▶ 名郷 Comment 12

「結論する」という方向は，死亡リスクを増やすという効果が存在するという考えの延長上にある．結論は「存在」しない．示された現象を，どう「認識」するかという視点が重要である．

▶ 名郷 Comment 13

死亡に対する相対危険と信頼区間は0.96（0.84〜1.09）で，100の死亡を109に増やすかもしれない．

IV章　クリニカルクエスチョン

> ▶ 名郷 Comment 14
>
> 臨床試験の結果を検討しても，「現象」を認識することができるだけで，「実体」に迫っていないという視点からすれば，言い切ることなどできないのである．

リスク患者はこの研究の対象外となっていた．

　1つの RCT で非劣性が示されたとしても，安全と言い切ることもまた難しい[▶14]だろう（1つの非劣性試験による安全性評価の難しさはIV章3でも述べた）．

　以上を踏まえれば，いくら斬新な剤形だからといっても，このミスト噴霧製剤を積極的に使用する理由は限りなく少ないのではないかと筆者は思う．使い勝手はともかく，斬新さではカプセル製剤の専用吸入器であるハンディヘラーも，グッドデザイン賞を獲得しており遜色はないだろう．

　さらにカプセル製剤の有効性については，RCT 28 研究（解析対象 33,538 人）のメタ分析[9]で，総死亡に対する相対危険 0.86［95％信頼区間 0.76〜0.98］と報告されており，1名の死亡を予防するために必要な治療数（NNT）は 64［95％信頼区間 56〜110］と算出されていることからも，患者のデバイス操作に問題がなければ，筆者は少なくともハンディヘラーでの吸入を推奨したい[▶15]と考えている．

> ▶ 名郷 Comment 15
>
> 推奨も「私」の問題である．

■ 引用文献

1) Casaburi R et al: A long-term evaluation of once-daily inhaled tiotropium in chronic obstructive pulmonary disease. Eur Respir J **19**: 217-224, 2002 【PMID: 11866001】

2) Tashkin DP et al: A 4-year trial of tiotropium in chronic obstructive pulmonary disease. N Engl J Med **359**: 1543-1554, 2008 【PMID: 18836213】

3) Ichinose M et al: Tiotropium 5microg via Respimat and 18microg via HandiHaler; efficacy and safety in Japanese COPD patients. Respir Med **104**: 228-236, 2010 【PMID: 19969446】

4) van Noord JA et al: The efficacy of tiotropium administered via Respimat Soft Mist Inhaler or HandiHaler in COPD patients. Respir Med **103**: 22-29, 2009 【PMID: 19022642】

5) Singh S et al: Mortality associated with tiotropium mist inhaler in patients with chronic obstructive pulmonary disease: systematic review and meta-analysis of randomised controlled trials. BMJ **342**: d3215, 2011 【PMID: 21672999】

6) Karner C et al: Tiotropium versus placebo for chronic obstructive pulmonary disease. Cochrane Database Syst Rev 7: CD009285, 2014 【PMID:25046211】

7) Verhamme KM et al: Use of tiotropium Respimat Soft Mist Inhaler versus HandiHaler and mortality in patients with COPD. Eur Respir J **42**: 606-615, 2013 【PMID: 23520322】

8) Wise RA et al: Tiotropium Respimat inhaler and the risk of death in COPD. N Engl J Med **369**: 1491-501, 2013 【PMID: 23992515】

9) Mathioudakis AG et al: Tiotropium HandiHaler improves the survival of patients with COPD: a systematic review and meta-analysis. J Aerosol Med Pulm Drug Deliv **27**: 43-50, 2014 【PMID: 23521168】

6 | 先発医薬品と後発医薬品の効果は臨床的に同等か？

Introduction

　後発医薬品（以下，後発品）とは先発医薬品（以下，先発品）の特許が終了した後，先発品と同等の有効性・安全性を有する薬剤として，厚生労働大臣が製造販売の承認を行っている医薬品である．開発費が安く抑えられる分，多くの場合で先発品よりも薬価が低く設定されているのは今更説明するまでもないだろう．

　平成27年9月現在で後発医薬品の数量シェアは56.2％であり，後発品に対するイメージも，以前と比べて大きく変化しつつあるように思われる．厚生労働省では，平成29年央に70％以上とするとともに，平成30年度から平成32年度末までの間のなるべく早い時期に80％以上とする，数量シェア目標を掲げている[1]．

　しかしながら，後発品は，先発品に比べて効果が劣ってるのではないか，副作用が出やすいのではないか，というような声をいまだに聞くこともある．"オリジナル"に対する，"コピー"のイメージは，たいていあまりよくない．後発品の積極使用を阻害する因子として，医療者や患者のイメージが挙げられることは明らかだ．2007年に報告された米国の調査では，先発品のほうがより効果があるという信念▶[1]を抱く患者は約25％であった（図1，破線内）[2]．

▶ 名郷 Comment 1

臨床試験も，効くかどうかの信念を検討しているという側面がある．大雑把に言えば，薬の効果があるという信念，副作用は少ないという信念に基づいて，臨床試験は行われている．その信念に都合がよいように，研究デザインを組むことはそれほど難しいことではない．逆に，効果がないと言われている薬で臨床試験は行われない．

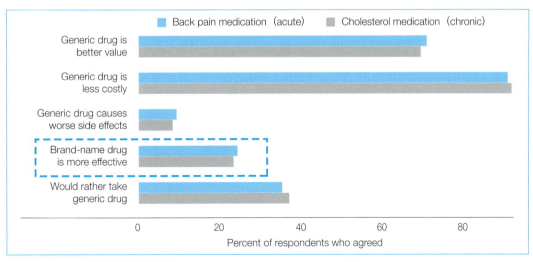

図1　腰痛治療薬と脂質異常症治療薬に関する後発品に対して抱く信念
（Shrank WH et al: Patients' perceptions of generic medications. Health Aff (Millwood) 28: 546-556, 2009【PMID: 19276015】より引用）

Questions	Summary measure (N = percentage of response)		
1. Before this study. have you thought about the differences between brand neme and generic versions of the same drug?	23% (37) Not at all	48% (76) Yes, a little	29% (47) Yes, a lot
2. Do you have strong feelings about which one is better?	1% (2) Gencrics are better	71% (114) They are both equally good	28% (44) Brand nemes are better

図2 市販薬における後発品の印象

(Kohli E et al: Factors influencing consumer purchasing patterns of generic versus brand name over-the-counter drugs. South Med J **106**: 155-160, 2013【**PMID: 23380752**】, Table 2 より一部引用)

　2013 年に報告された市販薬を対象にした米国の調査でも，先発品と後発品の効果は同等と答えた人が 71％であったが，28％は先発品のほうが優れると答えていた（**図2**）[3]．

　このような後発品に対するネガティブな信念を抱くのは，何も患者だけではない．米国では後発品の有効性について否定的な意見を持つ医師が 23％にも上るという横断調査の結果が 2011 年に報告されている[4]．

　ところで，後発品と先発品の有効性・安全性が同等という話はよく耳にするが，その有効性や安全性は何をもってして同等と評価されているのだろうか．後発品と先発品の有効性・安全性が同等であるか否かは，先発品と同じ成分・規格・用量であること，そして安定性と生物学的同等性が評価される．生物学的に同等であるとは，後発品と先発品のバイオアベイラビリティが同等であることを指し，後発品，先発品それぞれの，最高血中濃度（C_{max}），血中濃度時間曲線下面積（AUC）を比較することにより，統計的に同等であるか否かを評価する．

　注意が必要なのは，これらの基準で評価される同等性は，必ずしも後発品と先発品の臨床的な治療効果の同等性を意味するわけではないということだ．例えば，スタチンの後発品と先発品で心血管疾患予防効果にどれくらい差異があるのか，という検証は，承認時点では（そして多くの場合はその後も）なされないのである．血中濃度や薬物動態が同じであれば，真のアウトカムに対する効果は同じだろうと予測されるものの，製造承認時点では，それが実証されているわけではない．

▶ 名郷 Comment 2

先発品がよいという結果を期待して先発品メーカーが臨床試験を行うというのは現実には難しいかも知れないが，後発品が先発品と同等という臨床試験を後発品メーカーが行うというのはそれほど困難ではないかも知れない．

　とはいえ，後発品と先発品を比較して，臨床アウトカムを検討した研究は皆無ではない．もちろんランダム化比較試験（RCT）により両者の比較を行うことは，研究コストの面からも，その実施は難しいものと思われる[▶2]が，観察研究であれば，少ないながらも存在する．

論文を読んでみよう

● **Comparative Effectiveness of Generic Atorvastatin and Lipitor?
in Patients Hospitalized with an Acute Coronary Syndrome.**
Jackevicius CA et al: J Am Heart Assoc **5**: e003350, 2016

【**PMID: 27098970**】

本項では，アトルバスタチンに関する論文[5]を取り上げ，コホート研究論文の具体的な読み方[3]を解説し，後発品と先発品の臨床的差異について考察を加えたい．なおこの論文はインターネット上で全文が無料で閲覧可能である．Ⅱ章を参考に，論文にアクセスし，全文をみながら読み進めていくとよいだろう．

▶ 名郷 Comment 3

未知の交絡因子をコントロールできないのがコホート研究の最大の弱点である．

観察研究を読むポイント

コホート研究論文に限らず，症例対照研究論文においても論文の読み方はそれほど大きく変わらない．観察研究論文の場合，論文抄録だけですべての情報を読み取ることは難しいことも多いが，おおむね4ステップで読み込んでいくとよいだろう．

■ コホート研究（Ⅱ章7）

■ 観察研究を読むための4つのステップ
❶ 論文の PECO
❷ 研究対象集団（＝P）の代表性
❸ 交絡への配慮
❹ 結果の追跡・曝露の定義

まず，研究デザインを確認しておこう．残念ながら論文タイトルには記載がないが，抄録「METHODS AND RESULTS」には

We conducted a population-based cohort study, ……

とあり，コホート研究であることがわかる．抄録には，前向きコホート研究か，後ろ向きコホート研究か，明確な記載がないが，公的なデータベースを用いた解析をしており，例え，後ろ向きコホート研究であっても，その内的な妥当性が致命的に低いとは考えにくいだろう．本項ではまずコホート研究の概要を知ってもらえれば十分であるため，「後ろ向き」，「前向き」にこだわらず[4]，先を読み進めていく．

▶ 名郷 Comment 4

最近は，曝露因子の測定を新規に行ったか，もともとのデータベースから抽出したかという点で分類することが多い．認識の視点が変わっているのである．ちなみにこの論文では，後者の方法で調べられている．

❶ 論文の PECO

論文抄録「METHODS AND RESULTS」からキーワードを拾い，必要に応じて本文を参照しよう．

1）patient

数値，patients という単語がキーワードであった．なお patients に説明を加える関係代名詞「who」もキーワードととらえておくとよいだろう[5]．

▶ 名郷 Comment 5

論文を短時間でたくさん読むには，案外こうしたノウハウが最も役立つかも知れない．

patients ≥65 years, discharged alive after acute coronary syndrome

IV章　クリニカルクエスチョン

(ACS) hospitalization between 2008 and 2012 in Ontario, Canada, who were prescribed Lipitor(®) or generic atorvastatin within 7 days of discharge.

カナダオンタリオ州において，2008〜2012年の間に急性冠症候群で入院し，生存退院した65歳以上の患者［退院7日以内にリピトールもしくはアトルバスタチン後発品を投与されている］

解析人数や患者背景は

In the 7,863 propensity-matched pairs (15,726 patients), mean age was 76.9 years, 56.3% were male, 87.6% had myocardial infarction, ……

と記載がある．15,726人が対象となり，平均年齢は76.9歳，男性が56.3%，87.6%の参加者で心筋梗塞既往があるなどの情報が読み取れる．なお"propensity-matched pairs"についてはⅡ章23を参照いただければ幸いであるが，本研究では交絡への配慮として傾向スコアマッチングが行われている[6]．傾向スコアマッチングについては3つ目のチェックポイントで再度触れる．患者背景の詳細はもちろん本文Table 1の「Baseline and Treatment Characteristics of the Propensity - Matched Cohort」でも確認できる．

> ▶ 名郷 Comment 6
> 交絡因子のコントロールについては，マッチング，多変量解析など多くの方法がある．

2) exposure, comparison

patientの引用部位からも想像がつくだろうが，抄録「BACKGROUND」には

we compared the effectiveness of generic atorvastatin products and Lipitor(®)

と記載があることからも，リピトール（先発品）投与がE，アトルバスタチン（後発品）投与がCであることがわかる．なお"compared〜"は比較を示す動詞であり，EとCの記載をみつけるためのキーワードである．

後発品に関しては本文「Study Population」に

Apo - Atorvastatin, Co - Atorvastatin, Gd - Atorvastatin, Mylan - Atorvastatin, Novo - Atorvastatin, PMS - Atorvastatin, Ran - Atorvastatin, Ratio - Atorvastatin, and Sandoz - Atorvastatin

> ▶ 名郷 Comment 7
> これを一緒に扱ってよいかという問題はある．

と記載があり，9社の製品[7]が解析に含まれている．

3) outcome

抄録の「METHODS AND RESULTS」には以下のように記載が

142

ある.

The primary outcome was 1-year death/recurrent ACS hospital-
ization. Secondary outcomes included hospitalization for heart
failure, stroke, new-onset diabetes, rhabdomyolysis, and renal
failure.

　一次アウトカムは1年以内の死亡もしくは急性冠症候群による再
入院であり，二次アウトカムは心不全による入院，脳卒中，新規糖
尿病発症，横紋筋融解症，腎不全となっている．スタチンは糖尿病
発症リスクの増加が複数の文献で示されている（「メモ」）ためアウ
トカムに設定されているものと思われる.

■ 青島 Memo：例えば
PMID 20167359 や
PMID 23704171 など

❷ 研究対象集団（＝P）の代表性

　観察研究は外的妥当性に優れている[8]というメリットを失わな
いためにも，研究対象集団はより一般人口を反映していることが望
ましい．本研究は「population-based cohort study」と，一般人口
を対象にした研究であり，急性冠症候群で入院の既往のある患者と
いう前提にはなるが，その外的妥当性は決して低くないだろう.

▶ 名郷 Comment 8

RCT は代表性という点でコ
ホート研究に劣る.

❸ 交絡への配慮

　Pの部分でも簡単に触れたが，傾向スコアマッチングによる交絡
への配慮が行われている．詳細は本文「Statistical Analysis」に記
載がある.

■ 傾向スコアマッチング，交絡
（Ⅱ章23）

Variables in the propensity score model included those listed in
Table 1.

　となっており，Table1に記載されている患者背景の各因子でマッ
チングしている．喫煙状況などは考慮されていないようだ．この研
究の「limitation」には

some risk factors (eg, smoking, physical activity) were not available.

　と記載があり，喫煙や身体活動が考慮されておらず，すべての交
絡因子への配慮がなされているわけではない．未知の交絡因子まで
補正が期待できるRCTとは異なり，観察研究では交絡補正に限界
がある.

▶ 名郷 Comment 9

既存のデータを利用したコホー
ト研究では，定義は明確であっ
ても，実際その定義に一致した
ものが正しくデータ化されてい
るかどうか怪しいという問題が
ある.

❹ 結果の追跡・曝露の定義

　観察研究の場合，曝露の定義をしっかり確認しておく必要があ
る[9]．例えば，低血糖の有無で予後がどうなるか，というような

IV章　クリニカルクエスチョン

研究では，低血糖が入院を要する重度のものなのか，それとも軽度の低血糖も含むのか，その定義をしっかり確認しておかねばならない．ただし，本研究ではアトルバスタチンの先発品使用／後発品使用，というすでに明確な研究デザインなので，ここでは追跡状況を確認しておこう．抄録「METHODS AND RESULTS」には

all patients had complete follow-up. At 1 year,

と記載があり，全例解析されていたことがわかる．大きな問題はないだろう．ただ，追跡期間の設定に関して，死亡を評価するにはやや短い印象だ．急性冠症候群による再入院はともかく，1年間で死亡に差がつく可能性はそれほど高くない．このあたりは結果の解釈に少し影響しそうである．

　ここまで，ざっと論文の妥当性を確認してきたが，追跡期間を除けば，致命的な問題はないように思える．結果をみていこう．

論文結果を考察する

　主な結果は Table 2 にまとめられている（図3）．
　一次アウトカムである1年以内の死亡もしくは急性冠症候群による再入院は，ハザード比 1.00［95％信頼区間 0.93〜1.08］とほぼ同等という結果であった．他のアウトカムにも明確な差はついていない．
　この研究では後発品メーカーごとの解析もしており興味深い．サ

Outcomes	Brand	Generic	Hazard Ratio (95% CI) Brand as reference group	P Value
30 days after index discharge, n (%)				
Death	168 (2.2)	153 (1.9)	0.91 (0.73-1.12)	0.36
Death/hospitalization for MI or angina	324 (4.2)	292 (3.7)	0.89 (0.76-1.04)	0.16
Hospitalization for myocardial infarction or angina	173 (2.2)	155 (2.0)	0.89 (0.71-1.10)	0.29
Hospitalization for heart failure	159 (2.2)	149 (1.9)	0.93 (0.75-1.16)	0.53
Hospitalization for ischemic/hemorrhagic stroke/TIA	14 (0.2)	23 (0.3)	1.64 (0.84-3.13)	0.15
365 days after index discharge, n (%)				
Death	788 (11.6)	898 (11.6)	0.99 (0.90-1.09)	0.84
Death/hospitalization for MI or angina	1,218 (17.7)	1,376 (17.7)	1.00 (0.93-1.08)	0.94
Hospitalization for MI or angina	573 (8.6)	643 (8.6)	1.00 (0.89-1.12)	0.96
Hospitalization for heart failure	436 (6.3)	491 (6.6)	1.03 (0.91-1.16)	0.67
Hospitalization for ischemic/hemorrhagic stroke/TIA	100 (1.6)	139 (1.9)	1.20 (0.93-1.56)	0.14

図3　主な研究結果

（Jackevicius CA et al: Comparative Effectiveness of Generic Atorvastatin and Lipitor? in Patients Hospitalized with an Acute Coronary Syndrome. J Am Heart Assoc **5**: e003350, 2016【PMID: 27098970】, Table 2 より引用）

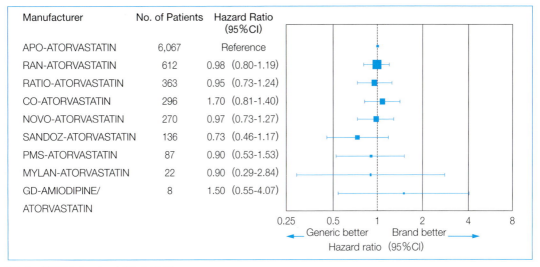

図4 後発品メーカーごとの解析
(Jackevicius CA et al: Comparative Effectiveness of Generic Atorvastatin and Lipitor? in Patients Hospitalized with an Acute Coronary Syndrome. J Am Heart Assoc 5: e003350, 2016【PMID: 27098970】, Fig 4 より引用)

ンプルが少なくなっているので、基本的には有意差が付きにくい状況ではあるが、どの後発品にも明確な差はないという結果になっている[10](図4).

結論からいえば、アトルバスタチンにおいて、後発品は臨床的にも先発品と同等といえるかもしれない。ただし、1年を越えるような長期的な影響については不明な部分もあろう。

スタチンに関しては同様の結果を示したコホート研究の論文が2014年にも報告されている[6]. この研究では急性冠症候群もしくは脳卒中による入院と総死亡の複合アウトカムは先発品に比べて後発品でわずかに少ないという結果になっている。また、服薬遵守についても検討されており、後発品のほうが服薬遵守割合が高いという結果であった。ちなみにスタチンはアドヒアランスが良好であると、心血管疾患が少ないというコホート研究も報告されており[7], 服薬遵守割合は心血管アウトカムの改善において重要なファクターといえるかもしれない。

文献6, 文献7はいずれもコホート研究であり、本項で紹介した方法で十分読みこなせると思う。一読することをお勧めする.

先発品と後発品の同等性について

スタチンの短期同等性については、大きな差がないことが示されていた。では、他の疾患領域における薬剤はどうであろうか。以下、主要な論文を挙げておく.

▶ 名郷 Comment 10
長時間作動型β_2刺激薬やDPP-4阻害薬の非劣性試験の結果に比べれば信頼区間は0.93〜1.08と狭く、より妥当な結果といえる.

❶ 心血管用薬

> ● Clinical equivalence of generic and brand-name drugs used in cardiovascular disease: a systematic review and meta-analysis.
> Kesselheim AS et al: JAMA **300**: 2514-2526, 2008 【PMID: 19050195】

❷ ワルファリン

> ● Brand name versus generic warfarin: a systematic review of the literature.
> Dentali F et al. Pharmacotherapy **31**: 386-393, 2011 【PMID: 21449627】

❸ 抗てんかん薬

> ● Seizure outcomes following the use of generic versus brand-name antiepileptic drugs: a systematic review and meta-analysis.
> Kesselheim AS et al: Drugs **70**: 605-621, 2010 【PMID: 20329806】

❹ ラタノプロスト点眼薬

> ● Original and generic latanoprost for the treatment of glaucoma and ocular hypertension: are they really the same?
> Golan S et al: Clin Exp Pharmacol Physiol **42**: 220-224, 2015
> 【PMID: 25345750】

　これらの論文が示す結果はほぼ一貫しており，先発品と後発品には臨床的な差異は認められない．追跡期間の問題などがあるかもしれないが，現段階では少なくとも先発品が後発品に比べて優れているとするエビデンスはないといえよう．後発品の推進は特に慢性疾患で患者のコストを減らし，治療へのアドヒアランス向上に寄与する可能性も示されていることから，積極的に用いることも十分に考慮できるといえる．米国内科学会の後発品に関するガイドラインでは，臨床医は可能であれば高価な先発品よりも後発品を使用すべきである▶11 としている[8]．

> ▶ 名郷 Comment 11
> 患者負担が減るという決定的なメリットもある．

　ただ，スタチンのような将来的な合併症に対する予防的な薬剤と，鎮痛薬のような現に現れている症状を緩和するというような対症的な薬剤では，薬剤効果の感じ方が大きく異なる点にも注意したい．予防的薬剤は先発品だろうが，後発品だろうが，今現在の主観的薬剤効果に関して，患者が受ける印象はそう変わらないであろう．コレステロール値の下がり具合に差が出たとか，そういったことは普段あまり意識しない．

　しかし，消化器系用薬や鎮痛薬，あるいは精神疾患系の薬剤のように主観的な症状を改善する対症治療的な薬剤においては，患者個

別に実感できる効果に差が出るかもしれない．エビデンスを踏まえれば，薬剤効果に臨床的差異は認めないかもしれないが，患者が実感できる主観的な薬剤効果には差がある[12]こともよくある話である．何せプラセボでもよく効いたという患者がいるくらいなのだから．

「先発品と後発品の効果は同等である」と言うのだけれども，その"同等"とは，患者個別の状況を考慮したときに，一律には適用できない側面もあろう．薬剤効果は認識に過ぎないと考えれば，薬剤効果の同等性は存在論的に規定できないことが浮き彫りとなる．確かに医療経済的な観点からも，後発品の使用は推奨されるべきものかもしれないし，事実，世の中は後発品を積極的に使用せよとの流れではある．このようなコストという要素は踏まえる必要があるが，先発品と後発品の同等性について，生物学的同等性，臨床的同等性に加えて，患者自身が感じ得る主観的な薬剤効果の同等性についても検討材料になるのではないだろうか[13]．

■ 引用文献

1) http://www.mhlw.go.jp/stf/seisakunitsuite/bunya/kenkou_iryou/iryou/kouhatu-iyaku/

2) Shrank WH et al: Patients' perceptions of generic medications. Health Aff (Millwood) **28**: 546-556, 2009 【**PMID: 19276015**】

3) Kohli E et al: Factors influencing consumer purchasing patterns of generic versus brand name over-the-counter drugs. South Med J **106**: 155-160, 2013 【**PMID: 23380752**】

4) Shrank WH et al: Physician perceptions about generic drugs. Ann Pharmacother **45**: 31-38, 2011 【**PMID: 21205953**】

5) Jackevicius CA et al: Comparative Effectiveness of Generic Atorvastatin and Lipitor? in Patients Hospitalized with an Acute Coronary Syndrome. J Am Heart Assoc **5**: e003350, 2016 【**PMID: 27098970**】

6) Gagne JJ et al: Comparative effectiveness of generic and brand-name statins on patient outcomes: a cohort study. Ann Intern Med **161**: 400-407, 2014 【**PMID: 25222387**】

7) Rannanheimo PK et al: Impact of Statin Adherence on Cardiovascular Morbidity and All-Cause Mortality in the Primary Prevention of Cardiovascular Disease: A Population-Based Cohort Study in Finland. Value Health **18**: 896-905, 2015 【**PMID: 26409618**】

8) Choudhry NK et al: Improving Adherence to Therapy and Clinical Outcomes While Containing Costs: Opportunities From the Greater Use of Generic Medications: Best Practice Advice From the Clinical Guidelines Committee of the American College of Physicians. Ann Intern Med **164**: 41-49, 2016 【**PMID: 26594818**】

▶ 名郷 Comment 12

主観的な効果の差についても，ある／なしという存在論的でなく，認識論的に考えると，違った側面がみえてくる．プラセボ効果は，認識論的に考えなければ，その発想すら出てこない．しかし，ある／なしと考えると，認識論的にしか同定できないものを，存在論的に考えるというねじれが，そこにはある．

▶ 名郷 Comment 13

ここでは，ジェネリックを増やしたい国とジェネリックメーカー，ジェネリックを増やしたくない先発品メーカーについても，ぜひ考慮したい．

7 | ベンゾジアゼピン系薬と認知症に関連はあるのか？

Introduction

近年，薬物治療における多剤併用問題が注目を集めている．いわゆるポリファーマシーと，それに起因する有害アウトカムに関する問題である．特に高齢者に対する薬物療法に関して，ベンゾジアゼピン系（BZD）薬剤は何かと悪いイメージを抱くことが多い[1]．確かに有害事象リスクは多々報告されており，転倒，骨折リスクはその主要なものであろう[1,2]．

有害事象が強調されやすい[2]高齢者におけるBZD薬使用であるが，その効果はどの程度なのだろうか．60歳以上の高齢者を対象としたランダム化比較試験（RCT）24研究のメタ分析[3]によれば，総睡眠時間は25.2分［95％信頼区間12.8～37.8］延長し，夜間覚醒は平均0.63回減少［95％信頼区間0.48～0.77］すると報告されている．

この効果を臨床的に有意な効果[3]とするかどうかについては，また別の議論が必要かもしれない．ただ，1つ注意したいのは，この解析に組み入れられた研究の追跡期間は5日～9週であり，長期的な効果は不明といわざるを得ない．また，記憶障害4.78倍［95％信頼区間1.47～15.47］（図1），日中の倦怠感3.82倍［95％信頼区

▶ 名郷 Comment 1
それにしては多くの高齢者が服用していて，現実はよいイメージなのでは，という気もする．

▶ 名郷 Comment 2
「強調されやすさ」というのも定量化できる．探せば研究が見つかるかも知れない．

▶ 名郷 Comment 3
これは何の異論もなく「私」の問題だろう．

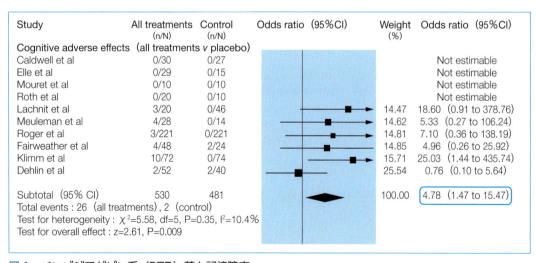

図1 ベンゾジアゼピン系（BZD）薬と記憶障害
(Glass J et al: Sedative hypnotics in older people with insomnia: meta-analysis of risks and benefits. BMJ **331**: 1169, 2005【PMID: 16284208】, Fig 3より引用)

間 1.88〜7.80]と副作用は有意に増加[4]するので厄介なことには大きな変わりない.

　短期的な記憶障害は 5 倍近く増加するというこのメタ分析の結果であるが、それが長期的な記憶障害、つまり認知症と関連するかについてはどうだろうか。そもそも認知症に先行して、不眠や不安の症状が現れることもあるかもしれず、BZD 薬により認知症が引き起こされるのか、潜在的に認知症リスクの高い人に BZD 薬が投与されているだけなのか、その判別は難しい.

　BZD 薬と認知症リスクについてはこれまでに複数の報告がなされている。少し整理してみよう。2012〜2015 年前半にかけて報告された観察研究論文では、一貫して認知症リスクの増加[5]が示されていた（図 2, 3）[4-6].

▶ 名郷 Comment 4
認知症のリスクにかかわらず、短期的とはいえ、この結果だけでも処方を躊躇するというのが一般的な反応ではないだろうか.

▶ 名郷 Comment 5
認知症の内服薬の効果に比べれば、かなり大きな差である（IV 章 9 参照）.

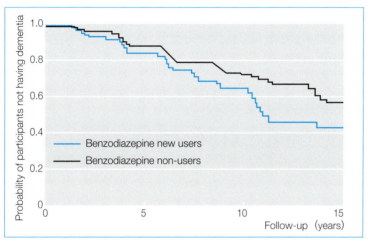

図 2　コホート研究により示されたベンゾジアゼピン系（BZD）薬使用者と認知症リスク
時間経過とともに BZD 薬使用者で認知症ではない人の割合が減っていく[6].
(Billioti de Gage S et al: Benzodiazepine use and risk of dementia: prospective population based study. BMJ 345: e6231, 2012【PMID: 23045258】, Fig 3 より引用)

▶ 名郷 Comment 6
絶対危険の増加でみると 15 年時点では 20％近い増加が認められる。NNH は 5 である.

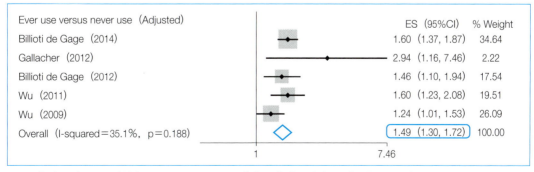

図 3　観察研究のメタ分析により示されたベンゾジアゼピン系（BZD）薬と認知症リスク
5 研究のメタ分析でそのリスクは 1.49 倍有意に増加する可能性が示されている.
(Zhong G et al: Association between Benzodiazepine Use and Dementia: A Meta-Analysis. PLoS One 10: e0127836, 2015【PMID: 26016483】, Fig 2 より一部引用)

IV章　クリニカルクエスチョン

しかしながら，2015年に報告された65歳以上の高齢者を対象とした大規模症例対照研究ではBZD薬と認知症の関連性は不明という結果であった（アルツハイマー型認知症発症のオッズ比は0.69 ［95％信頼区間0.57〜0.85］とむしろ低下している▶7)) 7).

▶ 名郷 Comment 7

これは不明というより，統計学的な有意差をもってBZD薬で認知症が予防できるという結果である.

論文を読んでみよう

- **Benzodiazepine use and risk of incident dementia or cognitive decline: prospective population based study.**
  Gray SL et al: BMJ **352**: i90, 2016 【PMID: 26837813】

本項では2016年に報告された上記の論文8) を取り上げ，コホート研究の具体的な読み方を解説したうえで，ベンゾジアゼピン系薬剤と認知症リスクについて考察する.

なおこの論文はインターネット上で全文が無料で閲覧可能である．Ⅱ章を参考に，論文にアクセスし，全文をみながら読み進めていくとよいだろう.

観察研究を読むポイント

■ 観察研究を読むための4つのステップ
❶ 論文のPECO
❷ 研究対象集団（＝P）の代表性
❸ 交絡への配慮
❹ 結果の追跡・曝露の定義

コホート研究論文の基本的な読み方についてはⅣ章6で解説している．ここでは簡単に復習しながら，論文の概要を把握していこう.

まず，研究デザインを確認しておこう．抄録「DESIGN」をみれば一目瞭然だが，

Prospective population based cohort.

一般人口を対象とした前向きコホート研究であることがわかる.

❶ 論文のPECO

1) patient

抄録の「PARTICIPANTS」をみれば大まかに対象患者が把握できるであろう.

3,434 participants aged ≥65 without dementia at study entry. There were two rounds of recruitment (1994-96 and 2000-03) followed by continuous enrollment beginning in 2004.

65歳以上の認知症のない3,434人である．詳細情報は本文Table 2に患者背景が掲載されている（この論文ではTable 1ではない）.

150

年齢中央値は 74.4 歳，男性が 40.4％などの情報が読み取れる.

2) exposure, comparison

この研究の目的，抄録の「OBJECTIVE」をみれば想像しやすいと思う.

To determine whether higher cumulative use of benzodiazepines is associated with a higher risk of dementia or more rapid cognitive decline.

つまり，BZD 薬の累積使用と認知症が関連するかを検討しているのである．また先ほど確認した本文 Table 2 をみれば，BZD 薬の累積投与量に応じて 4 つのグループにカテゴライズされていることがわかる（**図 4**）．BZD 薬使用なし（C）に比べて，各累積投与量に応じた BZD 薬使用（E）を比較しているのだ．累積投与量[8] に関しては「曝露の定義」で再度確認しよう.

3) outcome

抄録「MAIN OUTCOMES MEASURES」に記載されている.

Incident dementia and Alzheimer's disease were determined with standard diagnostic criteria.

標準的な診断基準に基づいた認知症の発症[9]である．本文「Identification of dementia and Alzheimer's disease」には

We used the cognitive abilities screening instrument (CASI) to screen for dementia at study entry and at each biennial study visit. Scores range from 0 to 100, with higher scores indicating better performance. Participants with scores of ≤ 85 underwent a standardized diagnostic evaluation for dementia, including a physical and neurological examination and neuropsychological testing.

と記載があり，アルツハイマー型認知症を含む認知症を，100 点満点で評価する認知能力スクリーニングツールを用いて隔年ごとに

> **▶ 名郷 Comment 8**
> 投与量が多くなるほどリスクが高いことが示されると，より強い因果関係ということになる．これは量反応関係と呼ばれる.

> **▶ 名郷 Comment 9**
> これが真のアウトカムであるかどうかは微妙な面もある．生活面での不自由がない認知症患者は案外多い．生活面での ADL の低下，QOL などの指標で評価するほうがよいかもしれない.

Baseline characteristics	All participants (n=3,434)	Cumulative benzodiazepine use in 10 years before study entry (TSDD)			
		None (n=2,416)	1-30 (n=492)	31-120 (n=259)	≥121 (n=267)
Median age (IQR) (years)	74.4 (70-80)	74.4 (70-80)	74.2 (70-79)	74.4 (70-79)	75.1 (70-80)
Men	1,387 (40.4)	1,050 (43.5)	156 (31.7)	94 (36.3)	87(32.6)

図 4 論文の患者背景，曝露群のカテゴリ分類など

（Gray SL et al: Benzodiazepine use and risk of incident dementia or cognitive decline: prospective population based study. BMJ **352**: i90, 2016【**PMID: 26837813**】, Table 2 より一部引用）

検査を行い，85点以下だった参加者に対して標準的な診断評価を行っている．なお，この研究では認知機能低下についても検討しているが，本項では認知症発症リスクを中心に考察する．

❷ 研究対象集団（＝P）の代表性

観察研究は外的妥当性に優れているというメリットを失わないためにも，研究対象集団は，より一般人口を反映していることが望ましいとⅣ章6でも述べた．本研究は「population based cohort study」で，一般人口を対象にした研究となっており，その外的妥当性は決して低くないと考えてよいだろう[10]．

❸ 交絡への配慮

交絡への配慮については，通常論文抄録へはあまり記載されない．本文を参照するしかないのだが，基本的には統計解析に関わる事項なので，「Statistical analyses」をみるとよい．交絡因子を考慮し，研究結果を統計的に"調整"するので"adjusted for"はキーワードとなる．

We adjusted for age at study entry, sex, educational level, hypertension, diabetes mellitus, current smoking, stroke, coronary heart disease, BMI, regular exercise, self rated health, and symptoms of depression.

いくつか項目が挙げられているが，研究組み入れ時の年齢・性別・教育水準・高血圧・糖尿病・喫煙・脳卒中・冠動脈疾患・BMI・定期的な運動・自己評価に基づく健康状態，抑うつ状況[11]で調整されている．認知症に影響を与えうる因子が，これだけで十分補正可能なのか，十分に吟味したい．なお，この研究では，認知症の前駆症状に対するBZD薬使用の可能性を考慮して，追跡終了前1年間の処方は分析から除外しているようだ（図5）．

❹ 結果の追跡・曝露の定義

曝露がBZD薬の使用だったとして，具体的にどの程度の使用状況を曝露としているのだろうか．曝露の定義を確認しよう．"曝露の定義"というくらいなので"exposure"，"defined"はキーワードである．

論文抄録「MAIN OUTCOMES MEASURES」には以下のような記載がある．

benzodiazepine exposure was defined from computerized pharmacy data and consisted of the total standardized daily doses (TSDDs) dispensed over a 10 year period (a rolling window that

---

▶ 名郷 Comment 10

ただ，そのpopulationが目の前のpopulationを代表しているかはまた別の問題である．

▶ 名郷 Comment 11

交絡因子というより，認知症発症の結果という可能性もあり，調整によってリスクを過小評価することにつながっているかもしれない．

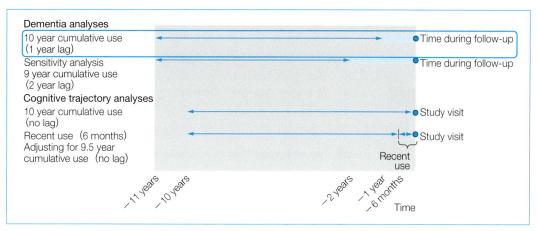

図5 ベンゾジアゼピン系（BZD）薬の曝露期間
認知症発症のメイン解析では追跡終了前1年間のデータを除外している[12].
（Gray SL et al: Benzodiazepine use and risk of incident dementia or cognitive decline: prospective population based study. BMJ 352: i90, 2016【PMID: 26837813】, Fig 2 より引用）

moved forward in time during follow-up).

BZD薬の使用量は10年間にわたる標準化1日量の総計（total standardized daily doses：TSDDs），つまり1日処方総量を高齢者で推奨されている標準的な1日最少有効量で除したものの累積投与量として定義している．また使用されたBZD薬と標準的な1日最少有効量は本文 Table 1 にまとめられている（表1）.

本文も確認しておこう．「Use of benzodiazepines」の項目に詳細が記載されている．薬剤の種類としては

▶ 名郷 Comment 12
認知症発症のために BZD 薬が投与されていることによる因果の逆転の影響を除く目的で行われている.

表1 ベンゾジアゼピン系（BZD）薬とその最少有効量

Benzodiazepine drug	Minimum effective dose (mg)
Temazepam	15
Diazepam	4
Clonazepam	0.5
Triazolam	0.125
Lorazepam	2
Alprazolam	0.75
Zolpidem	5
Flurazepam	15
Oxazepam	30
Chlordiazepoxide	15
Clorazepate	15
Eszopiclone	1
Zaleplon	5

（Gray SL et al: Benzodiazepine use and risk of incident dementia or cognitive decline: prospective population based study. BMJ 352: i90, 2016【PMID: 26837813】, Table 1 より引用）

IV章　クリニカルクエスチョン

The exposure included benzodiazepines and non-benzodiazepine hypnotics that bind to the gamma-aminobutyric acid (GABA) receptor, such as zolpidem, zaleplon, and eszopiclone.

> ▶ 名郷 Comment 13
> BZD薬／非BZD薬というのも恣意的な分類の1つに過ぎない.

と，ゾルピデムやエスゾピクロンなど非BZD系▶13（いわゆるZ-ドラッグ）も含んでいる．また

We hypothesized that cumulative drug exposure, particularly heavier exposure that might accumulate over a long time period (via either intermittent or sustained use), was the most plausible causal mechanism by which use might increase the risk of dementia.

累積曝露量が多くなると認知症のリスクを高める可能性がある，という仮説を設定し，

We therefore selected a 10 year window based on this hypothesis and on methodologic and practical considerations.

過去10年間における累積投与量がBZD薬の曝露として定義されている．累積投与量は標準化1日量の総計（TSDDs）で評価していることは確認したが，

We categorized cumulative use as no use, 1-30 TSDDs, 31-120 TSDDs, or ≥ 121 TSDDs based on the distribution of the exposure and clinically meaningful cutpoints.

とTSDDsを4つのカテゴリに分類し，比較検討していることがわかる．これがTable 2に記載されていたカテゴリ分類である（表2）.

この累積投与量については少しわかりにくいのだが，例えば，トリアゾラム0.125 mg/日（1日最少有効量0.125 mg/日）を121日間投与されていたとすると，10年間での累積投与量は≧121 TSDDsというもっとも曝露の多いカテゴリに分類される．つまり，過去10年間にTable 2に記載されている1日最少有効量で4ヵ月以上投与されていれば，もっとも投与量が多い曝露群として解析することになる．

表2　曝露のカテゴリ分類

Cumulative benzodiazepine use in 10 years before study entry (TSDD)			
None (n=2,416)	1-30 (n=492)	31-120 (n=259)	≥ 121 (n=267)

(Gray SL et al: Benzodiazepine use and risk of incident dementia or cognitive decline: prospective population based study. BMJ **352**: i90, 2016【PMID: 26837813】, Table 2 より一部引用)

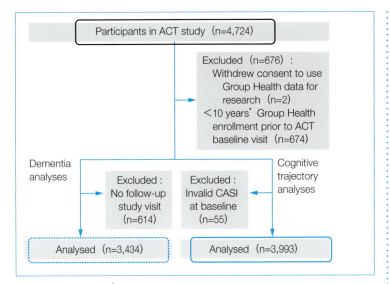

図6　トライアルプロフィール
(Gray SL et al: Benzodiazepine use and risk of incident dementia or cognitive decline: prospective population based study. BMJ 352: i90, 2016【PMID: 26837813】, Fig 1 より引用)

　結果の追跡期間については抄録「RESULTS」に"Over a mean follow-up of 7.3 years"と記載があり，平均7.3年間の追跡が行われていたことがわかる．また本文 Fig 1 には研究参加者の流れがまとめられている（図6）．

　本研究では4,724例がまず集められ（図6黒枠内），過去10年間のデータがそろっていない人などを除外（676人）し，追跡不能例（614人）を除いた3,434人[14]で認知症発症を検討している（図6破線内）．また，認知機能低下に関しても3,993例を対象に解析していることがわかる（図6色枠内）．

　前向きに7.3年追跡した研究であり，研究脱落者が出てしまうのは致し方ないが，全例を解析できていない，というのは結果に影響を及ぼすかもしれない[15]．

論文結果を考察する

　では結果をみていこう．本文 Fig 3 がわかりやすい（図7）．認知症全体，アルツハイマー型認知症それぞれについて，TSDDsのカテゴリごとに，年齢調整のみの解析と，交絡補正し，認知症診断前の前駆症状を考慮した解析（追跡終了1年前，2年前のデータを除外した解析）が行われている．

　この研究の投与の仮説は累積曝露が高くなるほど，認知症リスクが高くなるというものであった．このような関係を量反応関係（dose-response relationship）と呼ぶが，量反応関係が示されることは因果関係の傍証となり得る．しかし，図7をみていただくと

▶ 名郷 Comment 14
認知症発症のイベント数が数百人単位なので，600人以上の脱落は重大なバイアスかもしれない．

▶ 名郷 Comment 15
追跡からの脱落は前向きコホートで最も重大なバイアスの1つである．

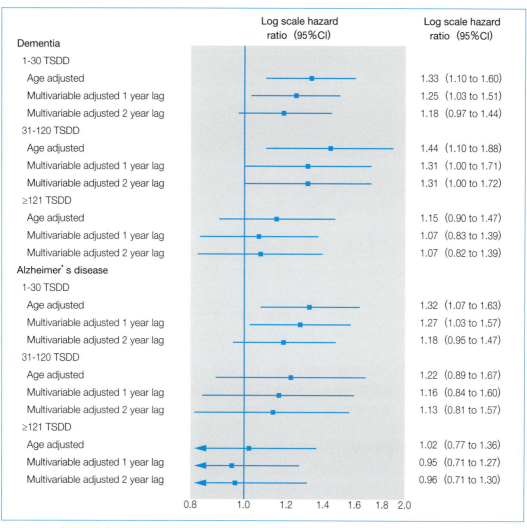

図7 ベンゾジアゼピン系（BZD）薬と認知症リスク（主解析は1年までのデータを除外した解析）
(Gray SL et al: Benzodiazepine use and risk of incident dementia or cognitive decline: prospective population based study. BMJ 352: i90, 2016【PMID: 26837813】, Fig 3 より引用)

わかる通り，累積曝露が増えると認知症のリスクに有意な差がみられなくなってしまう．

この研究結果は Introduction で紹介した文献4〜6と矛盾するものであるが，文献7の結果を支持するものとなっている．

因果関係とは原因（BZD薬の投与）⇒結果（認知症）の関連であるが，このテーマに関しては原因（認知症の前駆症状）⇒結果（認知症への進展）という経過の中で，前駆症状の不眠や不安にBZD薬が投与されているに過ぎない可能性がある．真に因果関係があるかどうかを検証するためには，やはりランダム化比較試験（RCT）の実施が望ましい．しかし，認知症発症を一次アウトカムとした臨床研究が倫理的に承認されるはずもなく，観察研究もしくはそのメタ分析による検討が現実的なところだろう[16]．それでも，

▶ 名郷 Comment 16
睡眠をアウトカムにしたRCTのメタ分析で認知症のアウトカムを評価していれば検討できるかも知れない．

この研究では，交絡補正に加えて，追跡終了直前のデータを除外して解析するなど，認知症前駆症状に対する薬剤使用可能性を考慮した解析がなされており，結果の妥当性は決して低いものではないだろう．

現時点でBZD薬と認知症リスクの関連を結論することは難しいが，少なくとも高齢者のBZD薬と認知症発症の因果関係が証明されているわけではない，と考えることはできるだろう[17]（とはいえ，95％信頼区間上限のリスク上昇を軽視してもよいということにはならないが）．

あいまい性がもたらすもの

BZD薬については，認知症以外にも有害なアウトカムが報告されており，また不眠症状の若干の改善をもたらすだけで，患者の生命予後を大きく改善するような薬剤ではないことを踏まえると，確かに漫然使用は避けるべきと結論できるかもしれない．

ただ，BZD薬による治療にとても満足している余命の限られた超高齢者に対して，有害事象リスクが高いからといって，その使用を一方的に否定することも，あまりよい判断とはいえないだろう．転倒，骨折などのリスクについてはすでに寝たきりの患者ではあまり大きな問題とはならないかもしれない．

BZD薬の適正使用というと，すぐにでも投与を減量・中止すべきだとか，そういった見方が優位に立ってしまうが，患者の治療への関心や，個別の状況を含めて，判断していかねばならない．どのような患者でリスクの懸念が少ないと見積もれるのか，そういったことを複数の論文を用いて考察していくことで，症例によっては"薬をやめなくてもよい"という選択肢を付け加えることもできる．

今回のような因果関係不明というあいまいな結果であることは，より患者の価値観に寄り添えることを意味している．むしろ重大なリスクが明確に増加するのであれば，患者の想いに反してでも医療者として，その薬剤の投与中止を決断せねばならないこともあるかもしれない．

論文結果が示すあいまい性は，つまるところ「臨床判断のどうでもよさ」をもたらすが，その「どうでもよさ」[18]こそが，さまざまな生き方（治療の選択）を肯定的にとらえることを可能にする．

■ 引用文献

1) Xing D et al: Association between use of benzodiazepines and risk of fractures: a meta-analysis. Osteoporos Int **25**: 105-120, 2014【**PMID: 24013517**】

2) Woolcott JC et al: Meta-analysis of the impact of 9 medication classes on falls in elderly persons. Arch Intern Med **169**: 1952-1960, 2009【**PMID:**

▶ 名郷 Comment 17

関連はあるかもしれないし，ないかもしれないということであるが，曝露量が多い対象で，統計学的に有意差がない点を強調して，リスクはないというように解釈する人がいるだろう．むしろ年齢補正のみの相対危険と信頼区間1.15（0.90〜1.47）から，その上限を考慮して，1.47倍危険である可能性を残すというほうが現実的な解釈かも知れない．

▶ 名郷 Comment 18

認識の視点によって結論が変わるというような認識論的な配慮が，この「どうでもよさ」を支えている．

19933955】

3）Glass J et al: Sedative hypnotics in older people with insomnia: meta-analysis of risks and benefits. BMJ **331**: 1169, 2005 【**PMID: 16284208**】

4）Billioti de Gage S et al: Benzodiazepine use and risk of dementia: prospective population based study. BMJ **345**: e6231, 2012 【**PMID: 23045258**】

5）Billioti de Gage S et al: Benzodiazepine use and risk of Alzheimer's disease: case-control study. BMJ **349**: g5205, 2014 【**PMID: 25208536**】

6）Zhong G et al: Association between Benzodiazepine Use and Dementia: A Meta-Analysis. PLoS One **10**: e0127836, 2015 【**PMID: 26016483**】

7）Imfeld P et al: Benzodiazepine Use and Risk of Developing Alzheimer's Disease or Vascular Dementia: A Case-Control Analysis. Drug Saf **38**: 909-919, 2015 【**PMID: 26123874**】

8）Gray SL et al: Benzodiazepine use and risk of incident dementia or cognitive decline: prospective population based study. BMJ **352**: i90, 2016 【**PMID: 26837813**】

8 ピオグリタゾンの膀胱がんリスクは？

Introduction

　ピオグリタゾンは，臨床の現場でもかなり汎用されている薬剤の1つではないだろうか[1]．インスリン抵抗性を改善することにより血糖値を下げるなどといわれ，肥満型のインスリン抵抗性の高い2型糖尿病患者に適していると考えられている．ピオグリタゾンは核内受容体の一種であるPPARγ受容体の作動薬として働き，脂肪細胞からのアディポネクチン分泌を促し，インスリン抵抗性を改善すると考えられており，動脈硬化進展抑制作用も期待されている．

　ピオグリタゾンとグリメピリドを比較したランダム化比較試験（RCT）では，炎症性マーカーである高感度C反応性タンパク（hsCRP）や単球走化性タンパク質（MCP-1），マトリックスメタロプロテアーゼ（MMP-9）を有意に低下させただけでなく，血管壁の厚さの指標である頸動脈の内膜中膜複合体厚（IMT）も有意に減少させている[2]（図1)[1]．

▶ 名郷 Comment 1
メトホルミンに先駆けてピオグリタゾンが汎用されたのは，糖尿病治療の歴史の汚点の1つである．

▶ 名郷 Comment 2
病態生理は仮説に過ぎないし，すべて代用のアウトカムである．

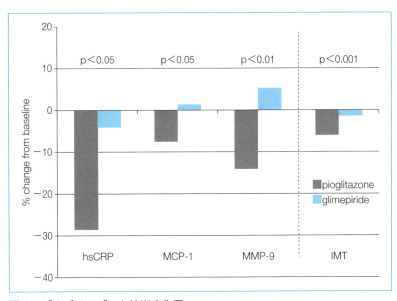

図1　ピオグリタゾンと抗炎症作用
(Pfutzner A et al: Improvement of cardiovascular risk markers by pioglitazone is independent from glycemic control: results from the pioneer study. J Am Coll Cardiol 45: 1925-1931, 2005【PMID: 15963388】, Fig 1 より引用)

IV章　クリニカルクエスチョン

作用機序や**図1**のような抗炎症作用から受けるイメージは，動脈硬化性疾患予防に対するピオグリタゾン投与の合理性ではなかろうか．しかしながら，炎症性マーカーや血管壁の厚さ，などという指標はあくまで代用のアウトカムに過ぎない．これらの指標が改善されることで，本当に患者の予後は改善するのだろうか，という視点は，糖尿病の薬物治療を考えるうえで重要である．

2005年にピオグリタゾンの心血管疾患に対する予防効果を検証したプラセボ対照二重盲検RCTが報告された[2]．この研究では2型糖尿病患者5,238人を対象に，一次アウトカムとして，総死亡を含む心血管イベントを検討している．ところが平均34.5ヵ月の追跡で，一次アウトカムに明確な差はみられなかった[3]．本項では詳細を取り上げないが，ピオグリタゾンの臨床効果を知るうえで最低限読んでおきたい論文である．その際にはII章22も参照するとよいだろう．

なお，ピオグリタゾンの有害事象として心不全リスク増加が報告されていることは比較的よく知られている[2,3]．添付文書上でも浮腫の副作用に関する記載があり，心不全患者および心不全の既往のある患者では禁忌となっている．

また，近年取り上げられることも多い有害事象に膀胱がんがある．医療従事者向けメディアでの報道や添付文書の改訂もなされたので，ご存じの方も多いと思う．ピオグリタゾンの製剤添付文書の「その他の注意」には以下のような記載があった．

海外で実施した糖尿病患者を対象とした疫学研究の中間解析において，全体解析では膀胱がんの発生リスクに有意差は認められなかったが（ハザード比1.2［95％信頼区間0.9〜1.5]），層別解析で本剤の投与期間が2年以上で膀胱がんの発生リスクが有意に増加した（ハザード比1.4［95％信頼区間1.03〜2.0]）．また，別の疫学研究において，本剤を投与された患者で膀胱がんの発生リスクが有意に増加し（ハザード比1.22［95％信頼区間1.05〜1.43]），投与期間が1年以上で膀胱癌の発生リスクが有意に増加した（ハザード比1.34［95％信頼区間1.02〜1.75]）

添付文書の「その他の注意」の項にこのような記載があっても，実臨床でどう情報を活用すればよいのか，悩ましい．長期的な薬剤投与を避けるべきといいたいのか，膀胱がんリスク増加，といわれても，何をどう注意すべきか，よくわからない（「メモ」）[4]．

▶ 名郷 Comment 3

相対危険と信頼区間は0.90（0.80〜1.02）で，100の心血管疾患を80まで減らすかもしれない．

■ 青島 Memo：

2016年10月にピオグリタゾン製剤の添付文書が改訂され，膀胱がんに関する記載は以下のようになった．
「海外で実施した糖尿病患者を対象とした疫学研究（10年間の大規模コホート研究）において，膀胱がんの発生リスクに統計学的な有意差は認められなかったが，膀胱がんの発生リスク増加の可能性を示唆する疫学研究も報告されている」
最新の論文情報を踏まえたうえでの改訂なのだが，具体的な統計量の記載が省かれ，この情報をどう活用すればよいのか，ますますわかりにくくなった印象もある．

▶ 名郷 Comment 4

メトホルミンに変更できる状況なら，変更するのはわかりやすい対応である．

8. ピオグリタゾンの膀胱がんリスクは？

論文を読んでみよう

> ● **The use of pioglitazone and the risk of bladder cancer in people with type 2 diabetes: nested case-control study.**
> Azoulay L et al: BMJ **344**: e3645, 2012 【**PMID: 22653981**】

本項では，まずはこの論文[4]を取り上げ，症例対照研究論文の具体的な読み方を解説し，ピオグリタゾンの膀胱がんリスクを例に薬物有害事象に対する考え方について述べよう．

なおこの論文はインターネット上で全文が無料で閲覧可能である．Ⅱ章を参考に，論文にアクセスし，全文をみながら読み進めていくとよいだろう．

症例対照研究を読むポイント

基本的には観察研究を読む4ステップと同様である．❶ 論文のPECO，❷ 研究対象集団（＝P）の代表性，❸ 交絡への配慮，❹結果の追跡・曝露の定義の順で確認していこう．その前に研究デザインを確認しておく．いつも通り，まずは論文タイトルに注目しよう．

The use of pioglitazone and the risk of bladder cancer in people with type 2 diabetes: nested case-control study

とあるように，この研究は nested case-control study，つまりコホート内症例対照研究だ．また論文抄録「DESIGN」にも

Retrospective cohort study using a nested case-control analysis.

と記載があり，後ろ向き[▶5]のコホート内症例対照研究であることがわかる．症例対照研究の概要についてはⅡ章8も参照してほしい．

❶ 論文のPECO
1) patient
症例対照研究ではまず，症例（case）と，対照（control）に注目する．論文抄録「PARTICIPANTS」の項目に

All incident cases of bladder cancer occurring during follow-up were identified and matched to up to 20 controls on year of birth, year of cohort entry, sex, and duration of follow-up.

▶ 名郷 Comment 5

後ろ向きといっても既存のデータを使っており，新規に曝露を調査したわけではない．後ろ向きというのは適切ではないかも知れない．

161

Characteristics	Cases (n=376)	Controls (n=6,699)	Crude rate ratio (95% CI)
Mean (SD) age (years)	68.9 (9.3)	68.9 (8.6)	—
Men	306 (81.4)	5,400 (81.4)	—
Mean (SD) duration of follow-up (years)	4.8 (3.2)	4.8 (2.7)	—
Excessive alcohol use	23 (6.1)	430 (6.4)	0.95 (0.63 to 1.45)
Body mass index (kg/m^2):			
< 30	222 (59.0)	4,171 (62.3)	1.00 (reference)
≥ 30	140 (37.2)	2,416 (36.1)	1.08 (0.88 to 1.34)

図2　論文の患者背景

(Azoulay L et al: The use of pioglitazone and the risk of bladder cancer in people with type 2 diabetes: nested case-control study. BMJ **344**: e3645, 2012【PMID: 22653981】, Table 1 より一部引用)

と記載があり，症例は膀胱がん患者，そして出生年，登録年，性別，追跡期間でマッチングした対照群が設定されていることがわかる．数値情報，"case"，"matched"，"control" はキーワードである．抄録「RESULTS」には

The 376 cases of bladder cancer that were diagnosed beyond one year of follow-up were matched to 6,699 controls

と記載があり，症例群は膀胱がん患者376人，対照群は6,699人であることがわかる．もちろん RCT やコホート研究の論文と同様，本文の Table 1 をみれば患者背景の概要を容易に把握できる．年齢，性別が全く同じ数値なのはマッチングを行っているからに他ならない（図2枠内）．

2) exposure, comparison, outcome

抄録「MAIN OUTCOME MEASURE」に記載されている一文から容易に把握できる．

Risk of incident bladder cancer associated with use of pioglitazone.

つまり曝露はピオグリタゾンの使用あり，比較対照はピオグリタゾンの使用なし，アウトカムは膀胱がん発症である．症例群と対照群において，ピオグリタゾンの使用割合を比較し，両者の相対比をオッズ比で示すことで，ピオグリタゾンと膀胱がんリスクの検討を行っている[6]（**表1**）．

▶ 名郷 Comment 6

曝露の使用割合が高いと，オッズと確率が近似できないという問題がある．

❷ 研究対象集団（＝P）の代表性

この研究はコホート内症例対照研究である．この研究は英国のプライマリ・ケアデータベース GPRD（general practice research database）のデータを用いていることから，研究参加者の特性は一般人口集団と近いものが想定できる．代表性，つまり外的妥当性は

8. ピオグリタゾンの膀胱がんリスクは？

表1 症例対照研究デザインによるオッズ比のイメージ

	膀胱がんあり 症例群（376人）	膀胱がんなし 対照群（6,699人）
ピオグリタゾン使用あり	A%	B%
ピオグリタゾン使用なし	C%	D%

※症例群のオッズ　A/C
※対照群のオッズ　B/D
オッズ比：(A/C)/(B/D) ＝AD/CB

決して低くないといえるだろう.

❸ 交絡への配慮

本文 Table 1 をもう一度みてみよう. 年齢, 性別, 追跡期間について症例群と対照群ではほぼ患者背景が均一であることは先ほども指摘しておいた. 抄録「PARTICIPANTS」の項目に

matched to up to 20 controls on year of birth, year of cohort entry, sex, and duration of follow-up.

と記載があり, 症例 1 人に対して, 20 人の対照が設定されていることがわかる. またマッチングは出生年, コホート登録年, 性別, 追跡期間で行われている. しかしながらマッチングだけでは交絡因子の制御は通常不可能である. Table 1 をみてみればおわかりの通り, 喫煙状況やがんの既往などに差異がみられるだろう. 配慮された交絡因子の補正に関しては本文「Statistical analysis」に記載がある. "adjusted for〜" がキーワードであった[▶7].

▶ 名郷 Comment 7
これは多変量解析よる交絡因子のコントロールである.

we adjusted for several potential confounders measured at any time before cohort entry: HbA1c (last measure before cohort entry), excessive alcohol use (based on alcohol related disorders, such as alcoholism, alcoholic cirrhosis of the liver, alcoholic hepatitis and failure, and other related disorders), obesity (body mass index ≥30 kg/m^2), smoking (ever versus never), previous cancer (other than non-melanoma skin cancer), previous bladder conditions (such as cystitis and bladder stones), and Charlson comorbidity score, modified for use in the general practice research database and adapted not to include diabetes and previous cancer, to avoid duplicate adjustments. Models were further adjusted for ever use of other antidiabetic agents (metformin, sulfonylureas, insulins, and other oral hypoglycaemic agents), defined as at least one prescription between cohort entry and the year before index date.

HbA1c や飲酒状況, 肥満, 喫煙状況, がんの既往, 膀胱関連の

163

Ⅳ章　クリニカルクエスチョン

疾患既往，併存疾患や，メトホルミン，スルホニル尿素（SU）薬などの他の血糖降下薬の使用状況が考慮されている．

❹ 結果の追跡・曝露の定義

本文「Use of thiazolidinediones」には

The definition of primary exposure focused on the ever use of pioglitazone and rosiglitazone, defined by the presence of at least one prescription between cohort entry and the year before the index date.

コホート登録日から，アウトカム発症前年までの間に，ピオグリタゾンもしくはロシグリタゾン（日本未承認）の少なくとも1回の処方が曝露の定義となっている．また累積使用期間ごとの解析も行っているようだ．

論文結果をみる

主要な結果は本文 Table 3 にまとめられている．チアゾリジン薬の使用がない人に比べて，ピオグリタゾン使用群ではオッズ比 1.83 [95％信頼区間 1.10〜3.05] と統計的にも有意に増加している[8]（図3 色枠内）．なお，日本未承認のロシグリタゾンでは有意な差が出ていないようだ．

また累積投与別の解析も行われており，累積使用期間では2年以上で，また投与量であれば，例えば30mg/日で継続投与されている場合，933日（約2年半）でリスクの有意な関連が示されている（図4）．

曝露量が多いほど，アウトカム発生が多いという状況を「量反応関係（dose-response relationship）がみられる」と呼ぶことはⅣ

▶ 名郷 Comment 8

これを膀胱がんを発症しない利益の面でみると，相対利益は (357/376)/(6,508/6,699) ＝0.98 とほとんど1で，どちらもほとんど膀胱がんを発症しないという見方もできる．

Use of thiazolidinediones	No (%) of cases (n=376)	No (%) of controls (n=6,699)	Crude rate ratio (95% CI)	Adjusted rate ratio (95% CI)
Never use of any thiazolidinedione	319 (84.8)	5,856 (87.4)	1.00 (reference)	1.00 (reference)
Exclusive ever use of pioglitazone	19 (5.1)	191 (2.9)	1.87 (1.13 to 3.09)	1.83 (1.10 to 3.05)
Exclusive ever use of rosiglitazone	36 (9.6)	596 (8.9)	1.16 (0.79 to 1.69)	1.14 (0.78 to 1.68)
Ever use of both pioglitazone and rosiglitazone	2 (0.5)	56 (0.8)	0.74 (0.18 to 3.08)	0.78 (0.18 to 3.29)

図3　主な結果

（Azoulay L et al: The use of pioglitazone and the risk of bladder cancer in people with type 2 diabetes: nested case-control study. BMJ **344**: e3645, 2012 【PMID: 22653981】, Table 3 より引用）

8. ピオグリタゾンの膀胱がんリスクは？

Variables	No (%) of cases (n=376)	No (%) of controls (n=6,699)	Crude rate ratio (95% CI)	Adjusted rate ratio (95% CI)
Never use of any thiazolidinediones	319 (84.8)	5,856 (87.4)	1.00 (reference)	1.00 (reference)
Cumulative duration of pioglitazone:				
≤ 12 months	1 (0.3)	27 (0.4)	0.69 (0.09 to 5.11)	0.56 (0.07 to 4.42)
13-24 months	2 (0.5)	11 (0.2)	2.99 (0.61 to 14.59)	3.03 (0.63 to 14.52)
≥ 24 months	16 (4.3)	153 (2.3)	2.00 (1.16 to 3.45)	1.99 (1.14 to 3.45)
				P=0.050 for trend
Cumulative dosage of pioglitazone:				
≤ 10,500 mg	7 (1.9)	70 (1.0)	1.63 (0.72 to 3.69)	1.58 (0.69 to 3.62)
10,501-28,000 mg	6 (1.6)	68 (1.0)	1.75 (0.75 to 4.07)	1.66 (0.70 to 3.94)
>28,000 mg	6 (1.6)	53 (0.8)	2.44 (1.02 to 5.84)	2.54 (1.05 to 6.14)
				P=0.030 for trend

図4 ピオグリタゾンの累積使用期間，累積投与期間と膀胱がんリスク
（Azoulay L et al: The use of pioglitazone and the risk of bladder cancer in people with type 2 diabetes: nested case-control study. BMJ 344: e3645, 2012【PMID: 22653981】, Table 4 より引用）

表2 ピオグリタゾンと膀胱がんリスクを検討した主要な論文

文 献	PMID	研究デザイン	ピオグリタゾンと膀胱がんリスク
Lewis JD et al, 2011[5]	21447663	コホート研究	24ヵ月以上の使用で関連性あり ハザード比1.4 [95%信頼区間1.03～2.0]
Tseng CH, 2012[6]	22210574	コホート研究	関連性を認めず ハザード比1.305 [95%信頼区間0.661～2.576]
Colmers IN et al, 2012[7]	22761478	メタ分析	RCTでは有意な関連性を認めなかったが，コホート研究では相対危険1.22 [95%信頼区間1.07～1.39]
Wei L et al, 2013[8]	22574756	コホート研究	関連性を認めず ハザード比1.16 [95%信頼区間0.83～1.62]
Ferwana M et al, 2013[9]	23350856	メタ分析	有意な関連 ハザード比1.23 [95%信頼区間1.09～1.39]
Lewis JD et al, 2015[10]	26197187	コホート研究	関連性を認めず ハザード比1.06 [95%信頼区間0.89～1.26]
Tuccori M et al, 2016[11]	27029385	コホート研究	有意な関連 ハザード比1.63 [95%信頼区間1.22～2.19]

章7でも述べたが，一般的に，量反応関係が示されることは，その関連が因果関係と考える重要な傍証，つまり直接の証拠ではないものの，その証明力を増すための間接的な証拠となり得る．

ピオグリタゾンと膀胱がんリスクについて

　実はピオグリタゾンと膀胱がんリスクについては，発がんとの関連性を認めないとする報告や，発がんとの有意な関連を示唆する報告の両方が存在する▶9．これまでに報告されている主な論文を表2にまとめよう．

▶ 名郷 Comment 9
こうした時にシステマティックレビューが重要となるが，システマティックレビューも論文ごとに結果が違うという状況である．

165

IV章　クリニカルクエスチョン

■青島 Memo：本研究では通常のコホート解析のほか症例対照研究も行っているが，コホート解析と同様，明確な関連性は認めなかった（オッズ比 1.18［95％信頼区間 0.78〜1.80］．

▶ 名郷 Comment 10
ピオグリタゾンと膀胱がんの関連が疑われて以降の研究では，ピオグリタゾン投与患者で膀胱がんがあるかもしれないと考え，検査することが多くなり，どうしても膀胱がんのリスクが増すという結果に傾きやすい．そのバイアスを避けるためには膀胱がん死亡をアウトカムにする必要がある．

▶ 名郷 Comment 11
システマティックレビューの意義はここにある．

▶ 名郷 Comment 12
これは前述のように相対利益でみてみると明らかである．

　2013 年に報告されたメタ分析[9]では，ごくわずか（発症頻度は 20.8/100,000 人年）ではあるものの，有意なリスク上昇が示された（ハザード比 1.23［95％信頼区間 1.09〜1.39］）．

　ところが，2015 年に報告されたコホート解析（「メモ」）では明確なリスクとの関連は示されなかった（ハザード比 1.06［95％信頼区間 0.89〜1.26］）[10]．なおこの論文では，新たに前立腺がんと，すい臓がんのリスク増加が示されてしまった．

　かなりカオスな状況だが，2016 年には 145,806 人を対象としたコホート研究[11]が報告され，同じチアゾリジン系薬剤のロシグリタゾン（日本未承認）ではリスクとの関連がみられなかったが，ピオグリタゾンでは有意なリスク上昇が示された（ハザード比 1.63［95％信頼区間 1.22〜2.19］▶10．この論文では膀胱がんリスクとの関連はチアゾリジン系薬剤というクラスエフェクトではなく，ピオグリタゾンに特異的なものではないかと結論している．

関心のないところにこそ重要なものがある

　1 つの論文だけでなくだけでなく，類似テーマの複数の論文を用いることで，多面的な考察が可能となることが理解できるだろう▶11．医療従事者向けメディアによる報道や添付文書の改訂までして注目を集めたピオグリタゾンと膀胱がんの問題ではあるが，論文情報を時系列で追うと，その因果関係はあまり明確ではないといえる．確かにリスク上昇の懸念があるものの，それは 10 万人規模の研究でやっと検出できるような，ごくごく小さな現象である可能性が高い▶12．

　薬剤と有害事象が因果関係にあるかどうか，非常にあいまいであるにもかかわらず，世間の関心の網目にとらわれると，注目が一気に集まり，添付文書が改訂される事態にまで発展することもある，というとやや大げさだろうか．しかし，社会的な関心により，有害事象が構成される側面を明確には否定できまい．

　それは決して悪いことではない．むしろ，有害リスクが懸念されるのであれば，例え小さなリスクでも軽視すべきではないだろう．問題がクローズアップされ，薬剤関連有害事象が未然に防げるのであれば，それはとても有益なことかもしれない．ただ注意したいのは，関心が向かわない有害事象はクローズアップされる機会がほとんどないということだ．

　IV章 5 でも紹介したが，チオトロピウムミスト吸入製剤が死亡リスク増加を示した複数の研究が報告されているにもかかわらず，添付文書にはいまだ死亡リスク上昇に関する注意喚起はなされていない．ピオグリタゾンの膀胱がんのリスクとチオトロピウムミスト吸入製剤の死亡リスク，本来はどちらも等価に扱うべき問題である．というより，死亡のリスクというアウトカムの重大性を考慮すれ

ば，むしろチオトロピウムミスト製剤の問題こそ注目されるべきではないか．しかし人は関心が向かった先の問題にしか注目しないのだ[13]．

また，ピオグリタゾンに関していえば，10万人規模の研究で統計的有意差が見い出せるかどうかというこのテーマよりも，もっと重要な問題があるように思える．それは，そもそもピオグリタゾンの心血管合併症に対する明確な効果が示されていない[14]，という致命的事実であり，さらに心不全リスク上昇の懸念すらある．膀胱がんリスクがどうあれ，ピオグリタゾンの「無益有害性」がもっとクローズアップされてもよいのではないだろうか．世間の「関心」に流されていると何か大事なことを見失ってしまう．

■ 引用文献

1) Pfützner A et al: Improvement of cardiovascular risk markers by pioglitazone is independent from glycemic control: results from the pioneer study. J Am Coll Cardiol **45**: 1925-1931, 2005 【PMID: 15963388】

2) Dormandy JA et al; PROactive Investigators: Secondary prevention of macrovascular events in patients with type 2 diabetes in the PROactive Study (PROspective pioglitAzone Clinical Trial In macroVascular Events): a randomised controlled trial. Lancet **366**: 1279-1289, 2005 【PMID: 16214598】

3) Lincoff AM et al: Pioglitazone and risk of cardiovascular events in patients with type 2 diabetes mellitus: a meta-analysis of randomized trials. JAMA **298**: 1180-1188, 2007 【PMID: 17848652】

4) Azoulay L et al: The use of pioglitazone and the risk of bladder cancer in people with type 2 diabetes: nested case-control study. BMJ **344**: e3645, 2012 【PMID: 22653981】

5) Lewis JD et al: Risk of bladder cancer among diabetic patients treated with pioglitazone: interim report of a longitudinal cohort study. Diabetes Care **34**: 916-922, 2011 【PMID: 21447663】

6) Tseng CH: Pioglitazone and bladder cancer: a population-based study of Taiwanese. Diabetes Care **35**: 278-280, 2012 【PMID: 22210574】

7) Colmers IN et al: Use of thiazolidinediones and the risk of bladder cancer among people with type 2 diabetes: a meta-analysis. CMAJ **184**: E675-683, 2012 【PMID: 22761478】

8) Wei L et al: Pioglitazone and bladder cancer: a propensity score matched cohort study. Br J Clin Pharmacol **75**: 254-259, 2013 【PMID: 22574756】

9) Ferwana M et al: Pioglitazone and risk of bladder cancer: a meta-analysis of controlled studies. Diabet Med **30**: 1026-1032, 2013 【PMID: 23350856】

10) Lewis JD et al: Pioglitazone Use and Risk of Bladder Cancer and Other Common Cancers in Persons With Diabetes. JAMA **314**: 265-277, 2015 【PMID: 26197187】

11) Tuccori M et al: Pioglitazone use and risk of bladder cancer: population based cohort study. BMJ **352**: i1541, 2016 【PMID: 27029385】

▶ 名郷 Comment 13

すべて認識の問題ととらえれば当然である．認識されないものは存在もしないということになる．

▶ 名郷 Comment 14

一次アウトカムで統計学的な有意差は示されていないが，RCTで示された相対危険の95％信頼区間の下限が0.80であることを考慮すれば，相対危険減少で20％程度減らす可能性は残されている．10％の心血管疾患を8％まで減らすとすれば，10万人単位での膀胱がんの増加の害を上回る効果があるのかもしれない．ただ，それは可能性というだけである．$\alpha=0.05$，$\beta=0.10$で計画されたRCTで有意差が検出できなかったのであるから，RCTの一次アウトカムで有意差が検出されなかった時の事後確率をベイズ統計で計算すれば，事前確率が50％の仮説とした場合，事後オッズ＝1×（10／95）＝10／95，事後確率＝10／（10＋95）＝9.5％となる．

Ⅳ章　クリニカルクエスチョン

9 | 認知症は早期発見するべきか？

Introduction

　病気は早く見つけて治療したほうがよい，という価値観はいったいどこから湧いてきたのだろうか．「治療を受けない」という選択肢には，少なくともあまりポジティブな印象はない．例えば，認知症の治療においては，厚生労働省のホームページに「早期診断，早期治療が大事なわけ」として以下の記載がある[1]．

　認知症はどうせ治らない病気だから医療機関に行っても仕方ないという人がいますが，これは誤った考え[▶1]です．認知症についても早期受診，早期診断，早期治療は非常に重要です．

　"誤った考え"と主張するのであれば，"正しい考え"というものが想定されているのだろうが，多種多様な価値観の中で，絶対的に正しい生き方などありうるのだろうか．そして早期受診，早期診断，早期治療は，いったい"誰にとって"重要なことなのだろうか．

　認知症の前段階として軽度認知機能障害（mild cognitive impairment：MCI）という概念がある．これは，記憶力は低下しているものの，他の認知機能障害は現れておらず，日常生活にも支障をきたしていないという状態である．

　早期発見を推進することで，このMCIが治療対象になるケースも多々発生するように思われる．なぜなら，軽度の認知症とMCIを峻別するのは相当困難であり，早期受診において，両者の区別はあいまいだからに他ならない[▶2]．

　つまり，医師が認知機能の程度をどうとらえていくかで，認知症という病名をつけ，疾患として治療を行うのか，病名をつけず，経過をみるのかが決定される側面がある，ということだ．早期受診，早期診断を推進することで，MCIが，軽度の認知症と判断され，実際に薬物治療が開始されるケースは決して少なくないだろう．これは，いわゆる過剰診断と呼ばれるものだ．早期受診，早期治療を積極的に進める中で，この過剰診断というリスクは常に付きまとう問題である．

　ちなみにわが国ではドネペジルなどのコリンエステラーゼ阻害薬にMCIに対する適応はないが，認知症の早期発見・早期治療とい

▶ 名郷 Comment 1

少なくとも害を上回る効果がある場合に，早期発見が重要といえる．何らかの介入をする以上，コストや時間という害は必ずあるので，この場合，効果が示されていなければ，早期発見・早期治療が重要という考えは，誤っているというのが論理的な結論である．

▶ 名郷 Comment 2

血圧，コレステロール，血糖値などの境目も実はあいまいである．

う構造が，安易な薬剤使用を促す可能性は十分にある．

では MCI に対してコリンエステラーゼ阻害薬はその後の認知症への進展を予防できるのであろうか．仮に予防できるのであれば，早期診断には臨床的にも大きな意味があるかもしれない．

2012 年に 9 つのランダム化比較試験（RCT）を対象にしたメタ分析[2] が報告されている．MCI を有する成人（5,149 人）を対象に，コリンエステラーゼ阻害薬の投与と，プラセボを比較し，治療開始から 1 年，2 年，3 年後の認知症への進行や，副作用を検討したものだ．主な結果を表 1 にまとめよう．2 年時点においては，認知症への進展に対して有意なリスク低下がみられているものの，1 年，3 年では明確な差はなく，認知症進展抑制効果は非常にあいまいといわざるを得ない．当然ながら副作用は有意に多いという結果である．

表 1 軽度認知機能障害（MCI）に対するコリンエステラーゼ阻害薬の効果

アウトカム	リスク比［95％信頼区間］
1 年時点での認知症への進展	0.69 ［0.47〜1.00］
2 年時点での認知症への進展	0.67 ［0.55〜0.83］
3 年時点での認知症への進展	0.84 ［0.70〜1.02］
副作用（胃腸障害や心臓など）	1.09 ［1.02〜1.16］

（Russ TC et al: Cholinesterase inhibitors for mild cognitive impairment. Cochrane Database Syst Rev **9**: CD009132, 2012 【PMID: 22972133】より作成）

そもそも MCI を早期に診断しても，実際に認知症に移行するケースはそれほど多くないと報告されている[3,4]．それでも認知症への進展リスクが 30％ほど低下する可能性に賭けてみるという選択肢は，医学的には大きく否定されるものではないかもしれない[3]．

悩ましい問題ではあるが，2015 年に軽度認知機能障害に対する治療効果を検討した新たなシステマティックレビュー＆メタ分析の論文[5] が報告された．

論文を読んでみよう

● **Treatment for mild cognitive impairment: a systematic review and meta-analysis.**
Fitzpatrick-Lewis D et al: CMAJ Open **3**: E419-427, 2015
【PMID: 26770964】

本項ではメタ分析論文の読み方を再確認するとともに，認知症の早期発見・早期治療について，スイスの言語学者，フェルディナン・ド・ソシュール（1857〜1913）による言語理論を手掛かりに，

▶ 名郷 Comment 3

この可能性に賭けて，「早期発見が重要」というのはやはり間違った考え方ではないだろうか．せめて「重要かもしれない」くらいならわかる．しかし，それは「重要でないかもしれない」と書くこともできる．

IV章　クリニカルクエスチョン

病名付与がもたらす影響について考察を加えたい.

　なおこの論文はインターネット上で全文が無料で閲覧可能である. II章を参考に, 論文にアクセスし, 全文をみながら読み進めていくとよいだろう.

メタ分析を読むポイント

■ メタ分析読解のための 3 ステップ
❶ 論文の PECO を把握する
❷ メタ分析の 4 つのバイアスを吟味する
❸ フォレストプロットをみる

　本項で取り上げる論文はタイトルにも記載があるように, システマティックレビュー&メタ分析の論文である. 具体的な読み方については II章 9 で解説しているので参照していただきたい.

❶ 論文の PECO を把握する
1) patient
論文抄録「METHODS」に

We included randomized controlled trials involving community-dwelling adults aged 65 years and older with a diagnosis of mild cognitive impairment.

と記載があり, 65 歳以上で地域在住の軽度認知機能障害の診断を受けた患者となっている.

　抄録「RESULTS」冒頭には "Seventeen studies were included" とあり, 17 の RCT に参加した患者が対象となっている. 本文の「Table 1」をみると各研究に参加した患者数などが把握できる (**表2**).

2) exposure, comparison
　抄録には明確な記載がないものの, 論文タイトルや抄録の「BACKGROUND」から MCI に対する「治療あり (E)」と「治療なし (C)」を比較していることは容易に想像がつく. **表2** の Table 1 をもう一度みてみよう. 「Intervention」の項目に組み入れられた各研究の介入 (exposure) と対照 (comparison) が記載されており, コリンエステラーゼ阻害薬やビタミン剤などの投与が検討されていることがわかる. また, 薬理学的介入のほか, 運動療法など非薬物療法の効果を検討している研究もレビューに含めているようだ.

3) outcome
　論文抄録には, 一次アウトカムが何か, 明確な記述は見当たらないが, 本文「Methods」の "Key question 1" に記載がある.

Do pharmacologic or nonpharmacologic interventions for mild cognitive impairment in community-dwelling adults (≥ 65 yr of age) improve cognition (primary outcome), or function, behaviour, global status or mortality (secondary outcomes)?

170

9. 認知症は早期発見するべきか？

表2 レビューに組み入れられた研究概要に関する記載

Study	No. of participants	Intervention	Follow-up
de Jager et al	N = 271 Intervention: n =138 Control: n = 133	Daily dose of TrioBe Plus W containing folic acid (0.8 mg), cyanocobalamin (0.5 mg) and pyridoxine HCl (20 mg) for 24 mo	Immediate postintervention
Doody et al	N = 821 Intervention: n = 409 Control: n = 41	Donepezil (5 mg/day for 6 wk, 10 mg/day for 42 wk); total duration of interview was 48 wk	Immediate postintervention
Feldman et al	N = 1,018 Intervention: n = 508 Control: n = 510	Rivastigmine (3-12 mg daily) for up to 48 mo	Immediate postintervention
Lee et al	N = 36 Intervention: n = 18 Control: n = 18	Three 1-g soft gelatine capsules each day, each containing docosahexaenoic acid (DHA, 430 mg) and eicosapentaenoic acid (EPA, 150 mg); total dosage for the fish oil group was about 1.3 g DHA and 0.45 mg EPA daily for 12 mo	Immediate postintervention
Naeini et al	N = 256 Intervention: n = 127 Control: n = 129	Vitamin E (300 mg daily) plus vitamin C (400 mg daily) for 12 mo	Immediate postintervention
Petersen et al	N =769 Intervention 1: n = 253 Intervention 2: n = 257 Control: n = 259	Intervention 1 (donepezil, placebo Vitamin E and multivitamin): initial dose of 5 mg daily; increased to 10 mg daily after 6 wk for 36 mo Intervention 2 (vitamin E, placebo donepezil, multivitamin): initial dose of vitamin E of 1,000 IU daily; increased to 2,000 IU daily after 6 wk for 36 mo	Immediate postintervention

(Fitzpatrick-Lewis D et al: Treatment for mild cognitive impairment: a systematic review and meta-analysis. CMAJ Open **3**: E419-427, 2015【PMID: 26770964】, Table 1 より一部引用)

　一次アウトカムは65歳以上でMCIを有する地域在住高齢者における薬物介入もしくは非薬物介入の認知機能改善効果となっている．二次アウトカムとして身体機能や死亡リスクなどが設定されている．

　ややあいまいな記載だが，解析されている主要なアウトカムは本文の「Result」をみると，コリンエステラーゼ阻害薬によるADAS-cog（Alzheimer's Disease Assessment Scale, cognition subscale）やMMSE（Mini-Mental State Examination）で評価した認知機能の変化ようだ．ADAS-cogとは，主に治療効果の判定に用いるための認知機能評価方法で，0〜70点で評価し，点数が高いほど重症と判断される．またMMSEとは，主にスクリーニングに用いるための認知機能評価方法で，0〜30点で評価し，点数が低いほど認知機能障害の可能性が高いと判断される▶4．

❷ メタ分析の4つのバイアスを吟味する

1）評価者バイアス

　本文「Study selection, data abstraction and quality assessment」に

▶ 名郷 Comment 4

スコアの差は，小規模でも差が検出されやすい．統計学的有意差と臨床的有意差のギャップが大きいかもしれない．

171

Full-text screening was completed independently by 2 team members, with consensus required for inclusion or exclusion.

と記載があり，2 チームが独立して評価し，必要に応じてコンセンサスを得るなどバイアスへの配慮がうかがえる．

2）出版バイアス

論文末尾の「Interpretation」内にある「Limitations」に少し言及されている．

Although our search was comprehensive, it is possible that we could have missed potentially relevant studies published in a language other than English or French.

包括的な検索を行ったものの，英語やフランス語以外で報告された文献を見逃している可能性があるとしている．なおファンネルプロットによる出版バイアスの検討はなされていない．

3）元論文バイアス

RCT のメタ分析である．各研究の妥当性については Table 2 にまとめられている．バイアスのリスクは決して高くないようだが，不明な部分も多い印象だ（**表3**）．

4）異質性バイアス

これについてはフォレストプロットを確認しながら検討しよう．なお異質性評価に関して，本文「Data sythesis」に

I^2 statistic to quantify the magnitude of statistical heterogeneity between studies (where $I^2 > 50\%$ and $I^2 > 75\%$ represented moderate and substantial heterogeneity, respectively).

と記載があり，I^2 統計量が 50％超で中等度の異質性，75％超で実質的な異質性ありとしている[5]．

❸ フォレストプロットをみる

以下に主な結果を引用する．

認知機能，有害事象いずれにおいても明確な差はみられなかった[6]．なお，異質性も高くはなく，研究間の結果のばらつきも少ないようである（**図1～3**）．つまり MCI にコリンエステラーゼ阻害薬を投与しても，認知機能に対する有効性はほとんど期待できないことを示している．

Introduction に示したエビデンスも踏まえれば，現時点で，認知機能障害を早期発見したところで，明確な治療法が存在しないということはもはや明らかではないだろうか．以下，認知症の早期発見に関して，ソシュール言語学から示唆を得ながら考察を加える．

▶ 名郷 Comment 5

こういう基準も，有意水準 0.05 と同様，恣意的なものである．

▶ 名郷 Comment 6

数百人以上の研究を複数統合したメタ分析では，認知機能のスケールは，1 点の差でも統計学的に有意といえるような検出力があり，この差がないというのは，統計学的に見逃がすような差があるとしてもきわめて小さな点数の差しかなく，その小さな点数の差では，臨床的な差はほとんどみられないというようなことである．

表3 研究に組み入れられた元論文のバイアス評価

Study	Sequence generation	Allocation concealment	Blinding	Incomplete outcome data	Selective reporting	Other	Overall
Doody et al	L	L	L	L	L	H	L
Feldman et al	L	L	L	H	L	H	U
Petersen et al	U	U	L	L	L	L	U
Salloway et al	U	U	L	H	L	H	U
Winblad et al	U	U	L	L	L	H	U
Suzuki et al	U	U	L	L	L	H	U
Tsai et al	L	U	L	L	L	H	U
de Jager et al	L	L	L	L	L	U	L
Tsolaki et al	U	U	U	L	L	L	U
van Uffelen et al	L	L	L	L	L	H	L
Wei et al	U	U	H	U	L	U	U
Suzuki et al	L	L	L	L	L	L	L
Rojas et al	U	U	L	H	L	H	U
Lee et al	L	U	L	L	L	H	U
Naeini et al	U	U	L	L	L	L	U
Rondanelli et al	U	U	L	L	L	H	U
Yakoot et al	L	L	L	L	L	H	L

Note: H = high, L = low, U = unclear

(Fitzpatrick-Lewis D et al: Treatment for mild cognitive impairment: a systematic review and meta-analysis. CMAJ Open 3: E419-427, 2015【PMID: 26770964】, Table 2 より引用)

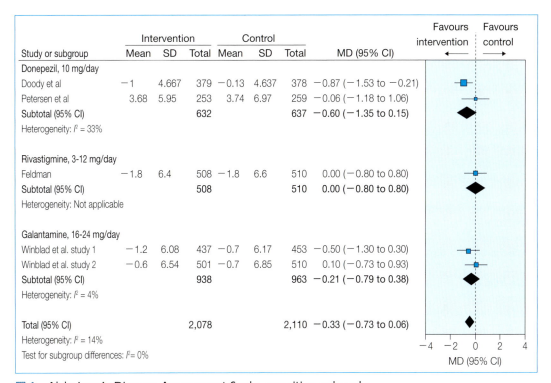

図1 Alzheimer's Disease Assessment Scale, cognition subscale

(Fitzpatrick-Lewis D et al: Treatment for mild cognitive impairment: a systematic review and meta-analysis. CMAJ Open 3: E419-427, 2015【PMID: 26770964】, Fig 2 より引用)

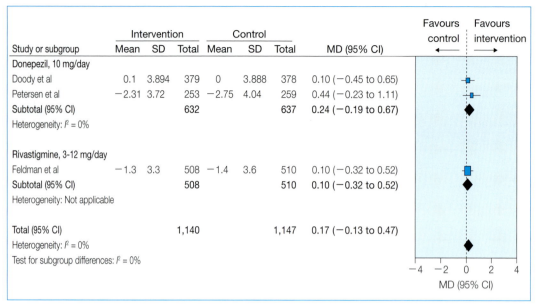

図2 Mini-Mental State Examination (MMSE)
(Fitzpatrick-Lewis D et al: Treatment for mild cognitive impairment: a systematic review and meta-analysis. CMAJ Open 3: E419-427, 2015【PMID: 26770964】, Fig 3 より引用)

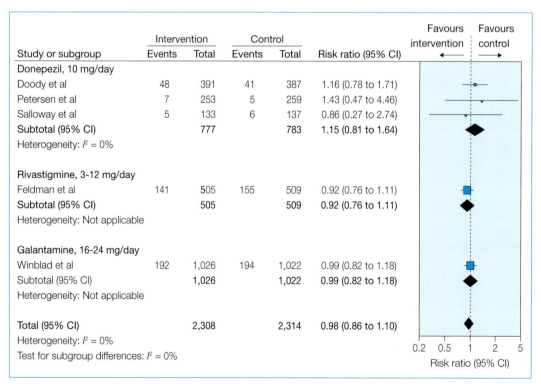

図3 重篤な有害事象
(Fitzpatrick-Lewis D et al: Treatment for mild cognitive impairment: a systematic review and meta-analysis. CMAJ Open 3: E419-427, 2015【PMID: 26770964】, Fig 4 より引用)

ソシュール言語学と病名分類

　構造主義やソシュールについてはⅢ章Ｅですでに詳細が述べられているので，本項では簡単におさらいしておこう．

　ソシュールは言語の記号表記（コトバ）そのものをシニフィアン，そしてコトバの同一性を認識し意味へと変換されたものをシニフィエと呼んだ．例えば「ネコ」という言葉は「neko」という音声＝"シニフィアン"と，その意味としての「猫」というイメージ（概念）＝"シニフィエ"にわけられる．そして，大事なのは，このシニフィアンとシニフィエの結びつきは，自然的ではなく，非自然的（恣意的）だ，ということである．

　例えば，日本語の"ネコ"は英語では"cat"であり，したがってイメージとしての「猫」というシニフィエが直接的にネコというシニフィアンに結び付いているわけではない．言語と客観事実とが，一対一で自然的に対応していないからこそ，民族や文化によって言語は異なるのだといえる．これを対応の恣意性と呼ぶ．

　また，もっと重要なことは，分節の恣意性と呼ばれるものだ．我々は「犬」と「狼」という言葉があったとき，「犬」とか「狼」という言葉（シニフィアン）に対応する生物学的概念（シニフィエ）の存在を疑わない．しかし，「狼」というシニフィアンが消えてしまっても，つまり狼という言葉が忽然と消えてしまっても，客観事実である狼そのものが消滅するわけではないだろう．「狼」というシニフィアンが消えてしまっても，「犬」に対応するシニフィエが「狼」をカバーするだけである．ソシュール研究で有名な丸山圭三郎氏（1933〜1993）の言葉を借りれば，

> それぞれ，『犬』と『狼』という語で指示される動物が，はじめから二種類に概念別されねばならないという理由などどこにもないのと同様に，あらゆる知覚や経験，そして森羅万象は，言葉の網を通して見る以前はどこにも境界線の引きようのない連続体なのです．
>
> （丸山圭三郎：言葉とは何か，ちくま学芸文庫，p 11）

　というわけだ．「狼」という言葉が生まれると同時に，「犬」たちは「犬」と「狼」に分節されるように，言葉はその存在と同時に世界の見え方を変えて行く▶7．

　ソシュールの思想を現代医療に落とし込むとすれば，ごく端的にいうと，「さまざまな病気があらかじめ存在し（未発見である疾患といえど……）それに対して人が病名を付けるのではなく，人が病名によって，本来連続的な正常（健康）と異常（病気）との間をカテゴライズ（分類）している」ということになろう．

▶名郷 Comment 7

世界の側はあいまいで，「私」の側でその境目がはっきり引かれている．世界はもやもやしていて，頭の中のほうがはっきりしている．その逆ではない．

IV章　クリニカルクエスチョン

ソシュール言語学ではカテゴライズする際の同一性概念をシニフィエと呼んだ．ソシュールの考えに基づけば，疾患概念（シニフィエ）と病名（シニフィアン）は二重の意味で恣意的である．つまり，病名分類でも対応の恣意性と分節の恣意性を垣間見ることができる．

病名分類における対応の恣意性

まずは対応の恣意性についてみてみよう．これは，認知症では，『呆け』という実体を『痴呆症』と呼ぶか『認知症』と呼ぶかは社会・文化的背景によるという意味で恣意的だということだ．かつては痴呆と呼ばれていた概念は，平成16年12月24日に厚生労働省の「痴呆」に替わる用語に関する検討会において，

「痴呆」という用語は，侮蔑的な表現である上に，「痴呆」の実態を正確に表しておらず，早期発見・早期診断等の取り組みの支障となっていることから，できるだけ速やかに変更すべきである．「痴呆」に替わる新たな用語としては，「認知症」が最も適当である．

とされた[6]．"最も適当である"という適当さは，社会・文化的価値観において"適当"なのであり，この言葉が絶対的に正しい用語というわけではない．社会・文化的価値観が変化すれば，「呆け」に対応する「認知症」という用語もまた大きく変わる可能性を持っているのだ[8]．

▶ 名郷 Comment 8

認知症が「存在」するわけではなく，認知症は「認識」されるに過ぎない．

病名分類における分節の恣意性

病名分類における分節の恣意性は，呆け状態をどこから病気としてカテゴライズするかという問題に他ならない．認知症のスクリーニングは認知機能テストによる点数，MMSEスコアと呼ばれる点数の結果により，その数値が正常と異常を分節していくシステムになっている．

認知機能なるものは正常から異常まで連続的に変化するもので，いったいどこから異常と取り扱えばよいのか非常に微妙な問題なのだが，MMESでは30点満点中，総合得点が21点以下の場合は，認知症の可能性が高いと判断されることがある．

日本ではMMSEではなく改訂版長谷川式スケール（HDS-R）が用いられることが多いが，これもMMSEと同様に多くの場合で，30点満点で評価し20点以下を認知症疑いとする．これで厳密な確定診断になるわけではないが，「呆け」を正常か異常かに分節してゆくその手法は，現実的にはこのような手続きにより行われること

が多いだろう.

　これまでの示唆を踏まえると，病名分類もまた，現象のとらえ方，医療や社会の常識・価値観により恣意的に分節される側面があるということは明らかだ．つまり疾患の定義には社会・文化的価値観などの要素が入り込む余地がある[9]ということに他ならない.

病名付与がもたらすものとは何か

　今回の軽度認知機能障害に対する薬物療法のように，明確な治療方法がないにもかかわらず，病名を付与して病気を生み出す意味はあるのだろうか．むしろ，明確な治療法がないのであれば，早期発見しない，という選択肢もあってよいはずだ．なぜ認知症の早期発見が国を挙げて推奨されるのだろうか．本項で紹介したエビデンスを踏まえれば，「認知症を早く見つけなくてもいいじゃないか」，という選択肢がネガティブな仕方ではなく，もう少しポジティブな仕方で常識に登録されてもよいのではないか，筆者はそう思う.

　言霊思想ではないが，言葉には確かに「力」がある．病名という言葉も何らかの力を有していることは間違いない．それは差異化の力であり，確かな差別感情を生み出すものである．言葉を発することが，単なる事態の陳述ではないことを，哲学者，中島義道氏は言葉に付着する価値の承認という視点で語る.

> 言葉を発するとは単に現象を（客観的に）記述することではなく，同時にそれに付着する価値を承認することである．その価値を，われわれは言葉を学ぶ当初から受け入れたのであり，それぞれの言葉が担う価値の比重に対して個人は基本的には抵抗できないのである．「青山，赤坂，六本木，白金，広尾，麻布，鎌倉」というブランド地名を学ぶとき，われわれはその高級感をも正確に学ぶ．同じように「こじき，めかけ，水商売，中卒，オタク，ジャップ」などの言葉を学ぶとき，われわれはこれらにこびりついているマイナスの価値をも正確に習得する.
>
> (中島義道：差別感情の哲学，講談社学術文庫, p 179)

　認知症という言葉を学ぶとき，そこにこびりついた「価値」とは何だろうか[10]．目の前の患者に「認知症」という病名をつけるとき，同時に我々は患者にどのような「価値」を与えているのだろうか．エビデンスを踏まえ，もう一度すべての医療者があらためてこのテーマを考える必要があるように思える.

■ 引用文献

1) 厚生労働省：認知症の診断・治療
　http://www.mhlw.go.jp/topics/kaigo/dementia/a03.html

▶ 名郷 Comment 9

臨床試験の結果であっても同様である．統計学的検討といっても同様である．認識が問題になる以上，価値観から自由になれない．構造主義科学論では，疾患の定義であれ，臨床試験の結果であれ，これらを「私が認識した現象」としてとらえる.

▶ 名郷 Comment 10

予防する，診察するということが可能ならそこに価値があるが，予防も診察もできなければ価値はないかもしれない.

2）Russ TC et al: Cholinesterase inhibitors for mild cognitive impairment. Cochrane Database Syst Rev **9**: CD009132, 2012 【PMID: 22972133】

3）Mitchell AJ et al: Rate of progression of mild cognitive impairment to dementia--meta-analysis of 41 robust inception cohort studies. Acta Psychiatr Scand **119**: 252-265, 2009 【PMID: 19236314】

4）Mitchell AJ et al: Temporal trends in the long term risk of progression of mild cognitive impairment: a pooled analysis. J Neurol Neurosurg Psychiatry **79**: 1386-1391, 2008 【PMID: 19010949】

5）Fitzpatrick-Lewis D et al: Treatment for mild cognitive impairment: a systematic review and meta-analysis. CMAJ Open **3**: E419-427, 2015 【PMID: 26770964】

6）厚生労働省「痴呆」に替わる用語に関する検討会報告書
http://www.mhlw.go.jp/shingi/2004/12/s1224-17.html

V章

チーム医療：

医師との真の連携とは

V章　チーム医療：医師との真の連携とは

A 連携の現状

　医師として他の職種と多くの患者を診ている自分自身のことをいえば，ほとんど連携は困難である．それは薬剤師に限ったことではなく，看護師であっても，ケアマネージャーであっても，ヘルパーであっても，病院の医師であっても，である．連携が難しいどころか，ほとんどトラブル続きである．看護師ともめ，ケアマネージャーともめ，ヘルパーともめ，病院の医師ともめる．もちろん薬剤師とももめる．それが現実だ．

　そんな中で，連携といって何をやっているかというと，とりあえず穏便に済ますことに腐心しているだけだったりする．感情的になったり，相手の直接的な非難にならないように気をつけながら，とにかく表だって問題にならないようやり過ごすことが連携の実体だ．そうはいっても，感情的になって声を荒げたり，相手を非難して険悪な雰囲気になるということもしばしばあるし，対応の違いによって患者に不利益が生じるような場合は，もめようがもめまいが，安易に譲ることなくきちんと議論する必要がある．

　しかし，実際にとことん議論をしようとすれば，こんなことではとても連携できない，という気持ちになることも珍しくない．なぜそんなことになってしまうのか．

B 職種間のギャップ

　このように連携が難しいのは，お互いにさまざまなギャップがあるからだという意見がある．その通りだと思う．そのギャップを埋めるために，お互いが情報を共有し，お互いの考え方を知り，患者のために連携していくことが重要である，ということだろうか．

　そこにあるのは立場の違いだけであって，誰が正しいとか，何が正しいということはない．正解がない中でどう連携するかが重要である，そういう方向だ．正解がない中では，ギャップがきちんと認識でき，それを埋めることができれば，連携は案外うまくいくのではないかという楽観的な見方もある．しかし，本当にそうだろうか．

C 職種による 2 つの立場

　医師は病気ばかりみていて生活をみていない．介護職員は生活をみているが病気のことがわからない．看護師は病気のことにも配慮しながら生活もみている．そういう役割がある程度明確になる中で，薬剤師の役割というのは今一つはっきりしない．薬剤師は何とか自分の役割を見出そうと無理しているような面がある．

　こんな見方が正しいかどうかはわからないが，議論の基盤にはなるのではないだろうか．職種によるそれぞれの立場があり，それぞれの立場によって考え方や対応が異なるというわけである．そのそれぞれの立場というのを端的に整理すれば，病気を中心に考えるか，生活を中心に考えるかというようなことである．医者は病気中心，介

護は生活中心，看護はその中間，というのが最初の見方の元にある．そう考えると，薬剤師も看護師と似た立場にあって，看護師よりむしろより疾患中心になりがちで医師に近い存在かもしれない．

D 在宅医療の現場で

　この病気中心か，生活中心か，という2つの立場を，在宅医療の現場の連携を例に考えてみよう．とりあえず病気中心の立場を「疾患モデル」に基づく立場，生活中心の立場を「生活モデル」に基づく立場としよう．

　在宅医療の現場において，この2つの立場は並立するわけではなく，キュアからケアへとか，疾患モデルから生活モデルへという一方向で取り上げられることが多い．しかし，そうした一方向ばかりを考えていればいいかというと，そうではない．実際にはその2つが混在する中で問題が起きるのであって，常に2つの立場を往復する必要がある．ケアだけで済んだり，生活モデルだけで事足りるようなら，連携もギャップも大した問題にはならないだろう．

　あまり先が長くはない在宅患者であっても，生活が大事といいつつ，自分の病気の状態がどうなっているのか，治療の可能性はあるのか，というようなことは個々の患者では延々問題になる．ヘルパーなど介護職員は病気の状態がわからないところでしばしば困っている．そうすると医師が病気の状態をヘルパーに説明する．その結果，そんな怖い状態ではとても安心して自宅ではサービスの提供ができない，入院してもらったほうがいいのでは，そういうときに介護系の職員が，一番疾患モデルに陥りやすい．これはおそらく，自分が介護サービスを提供している眼の前で患者の具合が悪くなったらどうしていいかわからないという不安と密接に関係している．ただ，そこで家族や本人が入院を希望するという状況であれば，医師と介護職員の連携で患者の希望通り入院できたというハッピーな話かもしれない．

　しかし，現実はそういうことばかりではない．在宅患者を多職種でみていると，ケアマネージャーや看護師から，入院先を探してくださいという依頼がしばしばあるが，家族や本人は別に入院や入所を希望していないことがよくある．現実の問題は，決してケアや生活モデルだけでは片付かない．家族や本人が，在宅での生活を希望していてもなおそういう方向に進まないことがしばしばある．そして，それは多職種が連携すればするほど，在宅での生活を阻害し，入所・入院の方向に話を進めてしまう場合が，在宅患者に対する対応の1つのパターンとしてある．

　こういうのは，連携というより，医療者が手を組んで患者を在宅生活から排除するといったほうがいいような状況である．職種間で病気についての情報が共有され，連携がなされたのに，どうしてそんなことになってしまうのか．ここにある問題は案外単純で，自分の目の前で死なれたくないとか，自分が訪問したときに部屋ですでに死んでいるというような場面は避けたいということがあるのかもしれない．そうだとすれば，重要なのは連携などではなくて，人は死ぬものだという当たり前の事実を，決して否定的ではなく肯定的にとらえるような，単なる考え方の問題かもしれない．

　ケアといい，生活モデルといいながら，なるべくケアを提供できる時間を長く，生活できる時間を長くという対応になりがちである．そこを長く延ばそうとすると，と

V章　チーム医療：医師との真の連携とは

りあえずいったんは入院してまたよくなってから帰ってこようとか，入所したほうが
いいですよということになる．

　ここで必要なことは，ケアとか生活モデルとかいうことだけではなく，死なないた
めの医療から死ぬからこそある医療への転換ということではないか，というのが私の
意見である．医者も看護師も介護職も，みんな死なないための医療にどこかで取り込
まれ，死ぬからこそある医療という方向に進まない現状がある．そこにはギャップが
あるというより，全職種に共通の問題があるように思われる．この問題については以
前一般向けの成書で詳述した[1]ので参考にしていただきたい．

E 薬剤師との連携

　多職種の連携における一般的な問題を基盤に，ここからは薬剤師を含む連携，そし
てその中での薬剤師の役割について考えてみる．

　薬剤師にとっても，キュアからケアとか，疾患モデルから生活モデルというのは1
つの大きなフレームになる．ケアを目指す薬剤師，生活モデルで考える薬剤師とし
て，この連携の輪に参加するというわけである．さらには死なないための医療ではな
く，死ぬからこそある医療における薬剤師の役割というのも重要である．確かにそこ
は押さえておくべきポイントである．医師が処方した薬をきちんと飲んでもらうだけ
が薬剤師の役割ではないということはまず確認しておくべきだろう．ケアにしろ，生
活中心にしろ，死ぬからこそある医療にしろ，むしろ薬をやめるためにこそ，あるい
は最初から薬物治療を避けるためにも，薬剤師がどんな役割を果たせるかというとこ
ろである．そこにこそ新たな連携の糸口がある．

　本書の根底には，連携以前に EBM を実践する薬剤師ということがある．連携に関
しても，あくまで EBM にかかわる中での連携ということを考えていきたい．そうな
ると連携の基盤もやはり EBM である．EBM の実践を媒介として，他の医療者と連
携を図る薬剤師こそ，本書で強調したい薬剤師の連携の在り方の基盤である．

F EBM を媒介とした連携

　EBM というと，ケアとか生活モデルから遠いように思われるかもしれない．しか
し，ここまで本書で取り扱ってきた多くの論文をもう一度振り返ってほしい．どれ1
つとして，こうすればいいのだというようなわかりやすい論文はない．論文が指し示
すものは常にあいまいで，有意水準 0.05 という恣意的な基準で境目を設けるために，
何かはっきりしたものと誤解をされるだけである．論文が示すものも，実は生活の中
で立ち現れる，いいか悪いかよくわからないあいまいなものと同じである．論文が指
し示すものも実のところあいまいでつかみどころのない日々の生活と似たものなので
ある．

　例えば降圧薬の効果を例にとってみよう．降圧薬で脳卒中が完全に予防できるわけ
ではない．5 年間で 10%の脳卒中を 6%に減らすというような，あいまいな効果でし
かない．そういうあいまいさが明らかになると，医療者は必然的に生活モデルに傾く

182

ほかない．10％と6％の脳卒中であれば，たいして違いはしない．薬を飲む／飲まないより，日々の生活が快適かどうかという視点のほうがはるかに大事かもしれない．毎月何千円も血圧の治療のために払うよりは，それを1年分ためて豪華な温泉旅行でも行ったほうが，より豊かな生活ではないか．

　もちろん脳卒中が40％も予防できるのだから，きちんと降圧薬を飲むことが重要だというのも同様に大事な考え方である．しかし，それだけでは物事の半分しか考えていない．そこを強調したい．もう半分の10％も6％も四捨五入すれば10％で同じじゃないかというような考え方もまた重要だということである．そしてそういう考え方の中に，生活モデルもある．

　生活モデルに沿う道筋は，エビデンスに反するどころか，エビデンスを吟味するからこそみえてくる．薬を飲むか飲まないかという選択は，どちらがよいのかわからない，はっきりしないものである．端的に言えば，朝ごはんをパンにするか，ご飯にするかというようなことと少しも違わない．朝ごはんをパンにするかご飯にするかを考えるように，薬を飲むか飲まないかも考えることができる．

　薬をきちんと飲んでもらうという薬剤師の役割に，薬なんか飲まないほうがよいという薬剤師の役割を追加して，この2つの極端な世界で多職種と連携をとる薬剤師こそ，私が期待するところの薬剤師である．

　もちろん，薬剤師一人が「薬は飲まないほうがいい」と言ってみたところで何も変わらないだろう．ただ，だからこそ薬を医師の指示通り飲ませるだけではなく，個々の患者の生活を重視し，無駄な薬は飲ませないようにするという新たな薬剤師の役割を，医師や他の医療職と連携する中で，目指していくべきではないだろうか．

■ 参考文献

1）名郷直樹：健康第一は間違っている，筑摩書房，東京，2014

おわりに

　本文を書き上げ，校正の作業の中で明らかになったことがある．おわりにというより，何かが始まったのかもしれない．

　私も青島先生も，論文の深淵に触れてしまった異界の人，という感じがある．私自身，論文を読む中で，血沸き肉踊り，論文を読むことがやめられなくなってしまった．青島先生にも似たようなところがある．

　しかし，実際その論文を現場で使おうとすると，それは医療者と患者が向き合う個別の現場だけでは決して解決がつかないような類の問題を扱っていることが明らかになり，論文を読めば読むほど，むしろどうしてよいかがわからなくなるという状況に陥った．

　そこへ「構造主義科学論」が登場した．論文結果を，「実体」，「現象」，「コトバ」，「私」，という形で眺めてみると，「ランダム化比較試験で統計学的に有意に有効ということが示されているから治療すべきだ」というようなことが，いかにナイーブなことであるかを思い知らされた．

　現場でどうするかと考えたとき，論文の中で示されていることなど実はあまり重要ではなく，その論文が発表された背景に立ち上がる，取り上げられた「現象」とそれを表現する「コトバ」，さらにそこから見えてくる研究を行った「私」，研究を読む「私」，研究を利用して医療を受ける「私」，さらにそれを包含する今の社会，届かない「実体」．

　統計学的な事実など，しょせん代表値に過ぎない．しかし，その「代表値」は，見方によっては，治療すべきことをひたすら進める「極限」につながっている．3％のイベントを2％に減らすという「代表値」として示された「現象」を，治療すべきという「極論」に導く世の中．そう整理すると，本書で取り上げた論文の全体像が立ち上がるのではないか．

　本書をきっかけに，多くの薬剤師を中心とした医療従事者が，論文の深淵に触れてくれることを期待しつつ，筆を擱くことにする．

2017 年 6 月

名郷　直樹

索　引

■ 数字・ギリシア文字

6S アプローチ　47
95％信頼区間　60, 98
α エラー　68, 82
β エラー　68, 82, 108
β_2 刺激薬　112

■ 略語

EBM　26
　　──の5つのステップ　26
　　──を媒介とした連携　182
ITT 解析　66, 97
NNH　113
NNT　113
PECO（PICO）　26, 95, 104, 114, 123, 132, 141, 150,
　　161, 170
PMID　51

和文

■ あ

アウトカム　68
アスピリン　102
アドヒアランス　145
アトルバスタチン　141
アルツハイマー型認知症　151

■ い

池田清彦　21
医師から薬剤師に希望すること　2
医師主導治験　12
異質性バイアス　39, 135, 172
一次アウトカム　69, 96, 107, 116, 124, 133, 143, 171
一次予防効果　102
一連の流れの再評価　27
因果関係　156

■ う

後ろ向きコホート研究　33

■ え

エゼチミブ　92
エビデンス　26
　　──センター　4, 16

■ お

横断研究　41
オッズ比　53
思い出しバイアス　36

■ か

外的妥当性　28, 162
害必要数　113
確率　57
仮説検証型研究　69
仮説生成型研究　69
合併症予防効果　8
可謬主義　111
観察集団　31

■ き

期待オッズ　88, 107
帰無仮説　56
ギャップ　86

■ く

偶然誤差　77
クロスオーバー　65
クロルタリドン　8

■ け

ケース・クロスオーバー研究　43
傾向スコアマッチング　75, 143
系統誤差　77
軽度認知機能障害　168
研究対象集団　31, 143, 152, 162
現象　86
原著論文　47
検定推定統計　81

187

■こ

降圧薬のエビデンス　6
構造主義科学論　83, 177
後発医薬品　139
交絡　143, 152
　——因子　74, 152
コトバ　86
コホート研究　32, 141, 150
コリンエステラーゼ阻害薬　168
今日の臨床サポート　48

■さ

在宅医療　181
サブグループ解析　71, 101
サンプルサイズ　68, 108

■し

システマティックレビュー　38, 47
　——＆メタ分析　38, 132, 170
事前確率（事前オッズ）　82
疾患モデル　181
実体　86
死なないための医療　182
シニフィアン　175
シニフィエ　175
死ぬからこそある医療　182
四分割表　9, 87
死亡リスク　137
修正された intent-to-treat 解析　116
出版バイアス　39, 135, 172
情報収集　45
情報の患者への適用　27
情報の批判的吟味　26
症例対照研究　35, 161
職種間のギャップ　180
心血管イベント予防　93
心血管疾患の一次予防　102
真のアウトカム　22, 93, 107, 116, 151
信頼区間　60

■す

スタチン系薬剤　92

■せ

生活モデル　181
生物学的同等性　140
セカンダリアウトカム　69
セルフコントロールド・ケースシリーズ　43
前景疑問　24
喘息関連死亡　113
先発医薬品　139

■そ

早期発見（診断）・早期治療　2, 168
相対危険　137, 157, 160
　——減少　98
相対利益　98, 107
ソシュール言語学　83, 175
存在論的に考える薬の効果　80

■た

対応の恣意性　84, 175
対照群　35
代用のアウトカム　22, 93
対立仮説　56
多重検定の問題　72
多職種連携　180

■ち

チオトロピウム吸入用カプセル　130
長時間作動型 β_2 刺激薬　112
長時間作用性抗コリン薬　131
治療効果の実体　86
治療必要数　54, 98, 102, 113

■つ

追跡期間　96, 144, 155

■て

低用量アスピリン　102

■と

統計学的検討　81
統計的過誤　68
統計的仮説検定　56
統計的推定　59
同等性試験　67

同等性マージン　67
糖尿病診療指針　92
投与前後比較　28

■な
内的妥当性　28
中島義道　177

■に
二次アウトカム　69
二重盲検法　63, 96, 125
二次予防効果　102
認識論的アプローチ　83
認識論的に考える薬の効果　80
認知機能改善効果　171
認知症　168
　　──リスク　149

■の
ノセボ効果　63

■は
バイアス　77
バイオアベイラビリティ　140
背景疑問　24
曝露　32, 143, 152
ハザード比　52
バルサルタン　8

■ひ
ピオグリタゾン　159
評価者バイアス　39, 133, 171
標準化平均差　54
標本調査　59
非劣性試験　67, 114, 122
非劣性マージン　67

■ふ
ファンネルプロット　39
フォレストプロット　40, 135, 172
複合アウトカム　69, 96, 124, 125
服薬遵守　145
プライマリアウトカム　69
プラセボ効果　62

■ブ
ブロボグラム　40
分節の恣意性　84, 175

■へ
平均差　54
米国国立医学図書館　49
米国食品医薬品局　125
米国糖尿病学会　92
米国予防医学専門委員会　102
ベイズ統計　81
ベンゾジアゼピン系薬剤　148

■ほ
ホーソン効果　63
膀胱がん　160
ポリファーマシー　148
ボンフェローニ法　73

■ま
マージン　67
前向きコホート研究　33
マスキング　62
丸山圭三郎　175

■め
メタ分析　38, 47, 132

■も
盲検化　62
元論文バイアス　39, 135, 172
問題についての情報収集　26
問題の定式化　26

■や
薬剤効果の概念的側面　21
薬剤効果の事実的側面　21, 93
薬剤師との連携　182
薬剤師の役割　2

■ゆ
有意差　58
有意水準　58
尤度比　82

189

よ
予防的な薬剤　146

ら
ランダム化比較試験　30, 93, 103, 113, 122

り
リコールバイアス　36
離散変数　54
量反応関係　155, 164
臨床研究が示す"関連"の5分類　78

れ
連続変数　54

ろ
論文データ捏造　8

わ
私　86

欧文

A
ALLHAT 研究　8
American Diabetes Association（ADA）　92

B
blinding　62

C
case-crossover study　43
Clinical Queries　50
cohort　32
confidence interval（CI）　60
confounders　74
cross-sectional study　41

D
dose-response relationship　164
DPP-4 阻害薬　121
DynaMed　47

E
EBM の5つのステップ　26
EBM を媒介とした連携　182
ELITE I 研究　7
equivalence trials　67
exposure　32

F
full analysis set（FAS）　66, 126
funnel plot　39

H
hazard ratio　52

I
IMPROVE-IT 試験　93

J
Jikei Heart Study　14
JPPP 試験　103, 109

K
KYOTO HEART Study　13

M
masking　62
mean difference（MD）　54
meta-analysis　38
mild cognitive impairment（MCI）　168
modified intent-to-treat　116

N
noninferiority trials　67
number needed to halm　113
number needed to treat　54, 98, 113

O
odds ratio　53
open-label　106

P
per protocol set（PPS）　66, 126
Position Statement　92
PROBE 法　64, 106

PubMed   49
P 値   58

R
randomized controlled trial（RCT）   30

S
self-controlled case series   43
SHEP 研究   8
standardized mean difference（SMD）   54
Studies   47
Summaries   47
Synopses of Studies   47

Synopses of Syntheses   47
Syntheses   47
systematic review   38
Systems   47

T
TIOSPIR 試験   137

U
U.S. Preventive Services Task Force   102
UpToDate   47
US Food and Drug Administration（FDA）   125

メ　モ

■ 著 者 ■

名郷　直樹　なごう なおき

武蔵国分寺公園クリニック院長
地域家庭診療センターセンター長
CMEC ジャーナルクラブ編集長

● 略　歴

1986 年	自治医科大学卒
	名古屋第二赤十字病院研修医
1988 年	作手村国民健康保険診療所所長
1992 年	自治医科大学地域医療学
1994 年	同助手
1995 年	作手村国民健康保険診療所所長
2003〜2011 年	社団法人地域医療振興協会公益事業部
	地域医療研究所地域医療研修センター長
2004〜2006 年	市立伊東市民病院臨床研修センターセ
	ンター長
2005〜2011 年 5 月	東京北社会保険病院臨床研修センター センター長
2011 年〜	武蔵国分寺公園クリニック　院長

● 主な著書

ステップアップ EBM 実践ワークブック―10 級から始めて師範代をめざす（南江堂, 2009 年）, 健康第一は間違っている（筑摩書房, 2014 年）

青島　周一　あおしま しゅういち

中野病院薬局
薬剤師のジャーナルクラブ共同主宰

● 略　歴

2004 年	城西大学薬学部卒
2004 年 4 月〜 2007 年 12 月	㈱工藤調剤薬局［現㈱ファーコス］
2008 年 1 月〜 2012 年 9 月	両毛医薬品㈱［現㈱ファーコス］
2012 年 10 月〜	医療法人社団徳仁会中野病院薬局
2017 年 1 月〜	NPO 法人アヘッドマップ （AHEADMAP）共同代表

● 主な著書

ポリファーマシー解決！　虎の巻（日経ドラックインフォメーション, 2016 年）

解消！　ポリファーマシー―上手なくすりの減らし方（じほう, 2016 年, 共著）, 薬剤師のための医学論文活用ガイド―エビデンスを探して読んで行動するために必要なこと（中外医学社, 2016 年, 共著）, 薬のデギュスタシオン―製薬メーカーに頼らずに薬を勉強するために（金芳堂, 2015 年, 共著）

薬剤師のための医学論文の読み方・使い方

2017年7月20日　発行	著　者　名郷直樹，青島周一
	発行者　小立鉦彦
	発行所　株式会社　南 江 堂
	〒113-8410 東京都文京区本郷三丁目42番6号
	☎(出版)03-3811-7236（営業)03-3811-7239
	ホームページ http://www.nankodo.co.jp/
	印刷・製本　横山印刷
	装丁　渡邊真介

How to Read and Use Medical Journals for Pharmacists
© Nankodo Co., Ltd., 2017

定価はカバーに表示してあります.　　　　　　　　　　Printed and Bound in Japan
落丁・乱丁の場合はお取り替えいたします.　　　　　ISBN978-4-524-25947-2
ご意見・お問い合わせはホームページまでお寄せください.

本書の無断複写を禁じます.

JCOPY 〈(社)出版者著作権管理機構 委託出版物〉
本書の無断複写は，著作権法上での例外を除き，禁じられています．複写される場合は，そのつど事前に，
(社)出版者著作権管理機構(TEL 03-3513-6969，FAX 03-3513-6979，e-mail: info@jcopy.or.jp)の
許諾を得てください.

本書をスキャン，デジタルデータ化するなどの複製を無許諾で行う行為は，著作権法上での限られた例外
（「私的使用のための複製」など）を除き禁じられています．大学，病院，企業などにおいて，内部的に業
務上使用する目的で上記の行為を行うことは私的使用には該当せず違法です．また私的使用のためであっ
ても，代行業者等の第三者に依頼して上記の行為を行うことは違法です.

〈関連図書のご案内〉 ＊詳細は弊社ホームページをご覧下さい《www.nankodo.co.jp》

ステップアップEBM実践ワークブック 10級から始めて師範代をめざす
名郷直樹 著 　　A5判・396頁 定価(本体3,800円＋税) 2009.8.

即引き! 薬の必須検査値チェックブック
伊藤正明 監修／奥田真弘・村木優一 編 　　B6変型判・332頁 定価(本体3,200円＋税) 2017.3.

失敗しない処方のしかた 84ケースから学ぶ有害反応と適正使用
藤村昭夫 著 　　A5判・224頁 定価(本体3,200円＋税) 2017.2.

患者に説明できる調剤報酬
福島紀子・上村直樹・岸本桂子・澁谷弘治 著 　　B5判・196頁 定価(本体2,400円＋税) 2016.10.

マンガではじめる薬局マネジメント 薬局長サポートブック
水 八寿裕・遠藤さちこ 著 　　A5判・234頁 定価(本体2,800円＋税) 2016.5.

がん治療の疑問をメーリングリストで解決した件。
日本臨床腫瘍薬学会 編 　　新書判・230頁 定価(本体3,000円＋税) 2016.9.

ホップ・ステップ・ジャンプで進めるがん治療の薬薬連携(CD-ROM付)
日本臨床腫瘍薬学会 編 　　B5判・190頁 定価(本体3,200円＋税) 2016.3.

緩和医療薬学
日本緩和医療薬学会 編 　　B5判・208頁 定価(本体2,800円＋税) 2013.10.

あるある症例から学ぶ! 薬学的思考トレーニング
菅野 彊・野口克美 著 　　B5判・136頁 定価(本体2,800円＋税) 2016.10.

薬物動態を推理する 55 Question 一歩踏み込んだ疑義照会と服薬指導のために
小西廣己 監修／菅野 彊 著 　　B5判・202頁 定価(本体2,800円＋税) 2011.11.

違いがわかる! 同種・同効薬(改訂第2版)
黒山政一・大谷道輝 編 　　B5判・266頁 定価(本体2,800円＋税) 2015.3.

続々 違いがわかる! 同種・同効薬
黒山政一・大谷道輝 編 　　B5判・164頁 定価(本体2,500円＋税) 2016.9.

続 違いがわかる! 同種・同効薬
黒山政一・大谷道輝 編 　　B5判・220頁 定価(本体2,800円＋税) 2013.6.

ここが知りたかった緩和ケア(増補版)
余宮きのみ 著 　　A5判・302頁 定価(本体2,900円＋税) 2016.6.

ここが知りたかった腎機能チェック 薬剤師が処方せんと検査値から腎機能を評価するコツ
八田 告 監修／三宅健文 編 　　A5判・182頁 定価(本体2,800円＋税) 2015.6.

ここが知りたかったOTC医薬品の選び方と勧め方
坂口眞弓 編 　　A5判・318頁 定価(本体3,200円＋税) 2013.10.

ここが知りたかった認知症・パーキンソン病スーパー処方 専門医の処方を解析
野元正弘・荒木博陽 編 　　A5判・162頁 定価(本体2,800円＋税) 2014.12.

薬剤師・薬学生のための フィジカルアセスメントハンドブック 医薬品適正使用のために
大井一弥・白川晶一 編 　　B6変型判・266頁 定価(本体3,200円＋税) 2014.4.

薬剤師がはじめる フィジカルアセスメント 副作用症状を見抜くためのポイント
河野 茂 監修／濵田久之・佐々木 均・北原隆志 編 　　B5判・204頁 定価(本体3,800円＋税) 2011.7.

ケーススタディでわかる脱ポリファーマシー
徳田安春 編 　　B5判・234頁 定価(本体3,800円＋税) 2016.10.

今日の治療薬2017 解説と便覧(年刊)
浦部晶夫・島田和幸・川合眞一 編 　　B6判・1,392頁 定価(本体4,600円＋税) 2017.1.

定価は消費税率の変更によって変動いたします. 消費税は別途加算されます.